歯科革命3.0

1日300人以上の患者さんが訪れる歯科医院の秘密

医療法人社団マハロ会理事長
上村英之
KAMIMURA HIDEYUKI

幻冬舎MC

歯科革命3.0

1日300人以上の患者さんが訪れる歯科医院の秘密

はじめに

幕末から明治の激動の時代に日本の資本主義を作り上げた、私が最も敬愛する経営者、渋沢栄一は2021年の大河ドラマに取り上げられ、新一万円札の顔になることが決定しています。渋沢が設立に関わった会社は481社とされ、現在でも金融、実業の世界でトップランナーとして活躍している大企業ばかりです。

そんな渋沢が著書『論語と算盤』のなかで唱えた道徳経済合一説とは経済活動と道徳は調和していないといけない、すなわち企業の利潤追求と社会貢献は調和していなければならないという説です。

我々の世界に置き換えるなら、歯科医療がビジネスとしての側面を持つ一方、社会に果たすべき役割とは何かということを見直さなければならない時期がきていると思います。医療の進歩で人間の寿命は延伸していますが、歯の寿命がそれに追いついているとはいえません。歯がなくなればいかに不自由な生活を強いられ全身にも悪影響を及ぼすかということを若い世代のうちから啓蒙し、予防歯科の重要性を訴え患者一人ひとりに実践してもらうことで健康で幸福な社会を実現していく。

このことこそが歯科医療が社会貢献として果たしていくべき道なのではないでしょうか。


歯科医院にとって、戦国時代が訪れたといわれて久しいです。厚生労働省の「医療施設（静態・動態）調査」によると、2019年の全国の歯科医院は6万8404軒。これは人口10万人あたり54・2軒に相当し、1993年の44・8軒から10軒近く増えています。


一方で、虫歯の数は年々減少の一途をたどっています。

文部科学省の「学校保健調査」によると、2009年時点では、小学生の虫歯の割合は半数を超え、61・79％でした。しかしその割合は下がり続け、2019年には44・82％まで低下。中学生を見ても、10年で52・88％から34％まで低下し、両方とも過去最低の割合となっています。

大人においても、厚生労働省主導による「8020運動」といった社会的な動きもあり、歳を取っても歯が残る人の数が徐々に増えてきています。今後も虫歯の数やそれに伴う治療が減っていくのは、まず間違いのないところです。

歯科医院の数は増えているのに、虫歯治療の市場が縮小していく一方では、数少ない患者さんの獲得を巡って医院同士が争わざるを得ません。

こうした社会的背景もあってか、経営難に陥りつつある歯科医院が複数あります。

人口が減少し、患者数も今以上に減っていくと予測される今後、歯科業界の競争がいっそう厳しくなることは間違いないでしょう。

これからの時代において、歯科医院はどのようにして生き残りを図ればいいのでしょうか。


その答えは、先にも述べた「予防歯科」にあります。

マーケット調査会社である株式会社富士経済の分析によると、オーラルケア市場は2018年で4000億円に達し、今後もさらに拡大する見通しです。オーラルケア関連製品も、消費者の多様なニーズに対応する形でどんどんバリエーションが増えています。虫歯が減り、口腔リテラシーが高まった患者の関心は、「治療」から、定期検診やクリーニングといった「予防」へとシフトしているのです。

つまり、治療中心から予防中心へと経営の軸を移すことができる歯科医院こそが、戦国時代を生き抜くことができる。私はそう考えています。

しかし、残念ながらまだまだ治療主体で経営を続けている歯科医院が大半であるのが実情です。予防歯科に特化した経営を行っているところは、ほんの一握りでしょう。予防歯科へと向かう世の潮流をなんとなく肌で感じているにもかかわらず、「今は目の前のことで精一杯」と、投資や収益化を見送っている歯科医師が多いのではないかと推察します。

ですが、これからの時代、治療に頼った経営に期待はできません。どんどん減っていくパイの奪い合いをしても消耗するばかりで、利益はほとんど残らないはずです。

予防歯科の患者の大きな特徴は、「虫歯がなくとも定期的に通ってくること」です。歯の健康に対する意識が高まり、予防歯科が習慣化すれば、生涯にわたって自院を利用してくれる可能性もあります。したがって、予防歯科の患者が増えれば増えるほど、間違いなく経営が安定します。今こそ、予防歯科に取り組むべき時なのです。

かく言う私も、以前は治療ばかりを追いかけていた、昔ながらの歯科医師の一人でした。１９９１年に開院後、10年ほどは順調でしたが、徐々に患者は減り、２００５年における一日の来院患者数はわずか20人ほどでした。

このままでは、つぶれてしまう。なんとかしなければ――。

強い焦りを感じ、何か打てる手がないか模索するなかで、予防歯科に注目しました。そして、当時はまだまだ認知されていなかった予防歯科に特化した経営を行うと決め、経営改革に取り組んできました。

その結果、現在では１日３００人以上の患者に来院していただき、１カ月のレセプト（診療報酬明細書）が４０００枚を超える、日本でもトップクラスの大規模医院へと発展することができました。

詳しくは本文で述べていきますが、私が予防歯科に取り組んだことで変化したのは、患者の数だけではありません。スタッフの満足度も高まり、人材難が続く歯科業界において、スタッフ定着率を高めることにも成功し、より経営が安定しました。

本書では、歯科医院の経営改善の切り札として、予防歯科のもたらすメリットを分かりやすく紹介しています。また、経営的な観点を交えながら、予防歯科導入の際のノウハウや集客方法、施設づくりなどのポイントを、実践的に解説していきます。

本書を読んだ皆さんが、予防歯科を主軸にしたビジネスモデルの構築にシフトし、激動の戦国時代を勝ち抜いていくためのバイブルとして本書を活用していただければ著者としてこれに勝る喜びはありません。

目次

第2章　「四方良し」で誰もが幸せに　歯科医院が「予防歯科」に力を入れるべき理由

第3章　「患者教育」と「スタッフ育成」がポイント　予防歯科導入のためのノウハウ

第4章　キーワードは「楽しく通える」
予防歯科で患者が集まる病院のつくり方

第5章　歯科医院は、予防歯科で社会の未来を変えられる

第1章

「治療だけ」では生き残れない
歯科業界のビジネスモデルの限界

厳しい経営を迫られる歯科医院が続出

需要と供給。

このバランスが、あらゆるビジネスのカギを握っています。

歯科医院もまたその例に漏れず、需要が供給以上にあることで初めて、安定して経営していくことができます。

以前は、需給関係が現在とは逆で、歯科医院の数に対し虫歯の患者さんの数が圧倒的に多く、歯科医師も引く手あまたでした。その背景には、国民のオーラルケアの意識の低さがありました。過去を振り返れば、１９６０年代から１９７０年代にかけては、「虫歯の洪水」の時代といわれ、１９８０年代に入っても子どもの90％が虫歯というような状態でした。

そんな時代ですから、当時は歯科医院を開業すれば間違いなく利益が上がりました。私が開業した１９９１年もまだそんな状況で、オープンしてすぐに患者さんの予約が一杯になったものです。

しかし近年は状況が一変しています。

まず、少子化の影響により、これまで治療領域の重要なターゲットであった子どもの数が減っています。総務省の国勢調査によると、１９８５年に２５００万人以上いた子ども（14歳以下）の人口は、２０１９年には１５３３万人となり半分近くに減少しています。

また、国民のオーラルケアの意識の高まりなどから、虫歯の数自体が減ってきています。文部科学省の「学校保健統計調査」で、12歳の永久歯の虫歯の本数を見ると、１９８４年度の平均は４・75本でしたが、２０１８年度にはそれが０・74本に低下しています。子どもの数が半分になり、かつ虫歯が６分の１になったということは、子どもの虫歯治療のマーケットは単純計算で従来に比べ12分の１まで落ち込んでいることになります。

子どもの虫歯の数は、将来の市場予測につながる重要な指標です。子どものころからオーラルケアの習慣がついている人が増えれば増えるほど、虫歯治療のマーケットは縮小を続けていきます。

こうしたことから、大人も含めた現在の虫歯治療のマーケットは、1980年代に比べれば20分の1ほどにまで縮小していると私は見ています。

それなのに、歯科医院の数はコンビニエンスストアよりも多いほどある。完全に供給過多になった結果、厳しい経営を迫られる歯科医院が続出している……。

これが、歯科業界のまぎれもない現状です。

「腕が良ければ患者が来る」時代が終わった

以前であれば、患者さんが歯科医院選びで最も重視する要件は、「腕の良さ」でした。そして、医療的な知識を持たない患者さんにとっての「腕の良さ」の基準は、「すぐに痛みを取ってくれる」ことだったのです。

削ったり、抜いたりしてできるだけ早く痛みを取ってくれる。そうして積極的な治療を行う歯科医師が、評判となりました。歯科医師の側からすると、多少横柄であっても、説明がおざなりになっても、痛みさえ取れば患者さんはやって来るという感覚で、歯科医師の多くが職人気質となり、施術の技術で競うようになりました。

そうした腕の良さに加えてもう一つ、患者さんが歯科医院を選ぶうえでポイントになっていたのが、立地です。痛くなったらすぐに足を運べる近所にあるかどうかも重要視され、地域ごとにある程度、患者さんの住み分けが行われていました。そのため、かつての歯科医師は、「地域のかかりつけ医」として住宅地に自宅兼医院を構え、経営も家族経営が中心でした。家業として二世代、三世代に渡り歯科医院を続けているところもよく見られました。

しかし、その状況も現在は様変わりしています。

まずインターネットで、誰もが歯科医療の基礎的な知識を簡単に得られるようになりました。患者さんの口腔リテラシーも高まっており、多様な治療の情報を得てきています。昔の感覚で「痛むなら抜きましょう」と言っても、「はいそうですか」と納得してはくれないでしょう。

また、「歯医者は治療をするのが仕事」という昔ながらの姿勢で、「患者は医者の言うことを黙って聞いておけ」とばかりに椅子にふんぞり返っているような横柄なやり方では、患者さんにあっという間にそっぽをむかれてしまいます。歯科医院が乱立する現状では、患者さんのほうに歯科医院選びの主導権があります。以前のように地域で一つの「かかりつけ医」となり、安定して集客するようなビジネスモデルは、なかなか通用しなくなっています。

「気に入らなかったら、隣の歯科医院に行けばいいだけ」

そうした意識でいる患者さんを自院の顧客にするのは、並大抵のことではないのです。

多くの人に選ばれる歯科医院にするためには、「患者目線」に徹底的にこだわり、患者さんのニーズを満たす努力が欠かせません。

患者さんが納得するまで、説明する。

患者さんのため、常に医院を清潔に保つ。

患者さんの信頼を得るため、最新設備を導入する。

患者さんに快く帰ってもらえるよう、スタッフの教育を徹底する。

こうした顧客目線の取り組みを、どれほど行っているでしょう。

歯科医療のプロフェッショナルとして、腕がいいのは当たり前。それに加えて、雰囲気、ホスピタリティ、歯科衛生士の質など、さまざまな点を患者さんの視点に立って改善することでようやく、患者さんの関心を引くことができます。

「腕さえ良ければ患者さんは来る」「待っていれば自然に患者さんが集まってくる」というのは、もはやはるか昔の話なのです。

人材不足が閉院の引き金に

今、多くの歯科医院の経営リスクとなっているのが、人材不足です。

歯科医師も、歯科衛生士も、現在の有効求人倍率は実に20倍にもなっています。20軒に一人しか、新たな人材が行き渡らない状況なのです。

最近では、人材不足から閉院を余儀なくされる歯科医院が出てきました。

人気の歯科医院であっても、油断はできません。患者さんが増えて分院展開をしたはいいものの、院長に辞められてしまい、後任が見つからないまま閉院に追い込まれる……。そんなケースもよくあります。

個人経営の歯科医院でも、歯科衛生士をはじめとしたスタッフ不足は深刻です。

人材不足から歯科衛生士を確保できず、結果として一人に頼りきりになっているような状態では、満足に休みなどあげられるはずがありませんから、いわゆる〝ブラック企業〟として訴えられる可能性もあります。歯科衛生士数人でなんとか回しているようなところでも、一人休みが出るだけで業務が停滞します。そうした際、歯科衛生士の仕事を歯科助手に任せてしまうような違法行為をすれば、それが明るみに出た時点で、即閉院となってしまいます。

そんな重大なリスクを前にしても、歯科医院を開けなければ、生活が成り立たずローンも払えない……。このままではいけないと分かっていながら、今いる人材を酷使せざるを得ないという負の連鎖に陥っている歯科医院がいくつも存在します。

人材不足は、閉院につながりかねない大きなリスクであり、その解消には本腰を入れるべきなのです。

歯科業界に迫るパラダイムシフト

こうした現状から、日本の歯科治療に大きな転換期が訪れていることが分かるでしょう。大きなパラダイムシフトが起きているといっても良いかもしれません。

過去を振り返ると、2000年代に入るまでは、治療を中心としての技術革新が繰り返されてきました。

１９５０年〜１９６０年代、アメリカにおいて、「高速切削器具」、「精密弾性印象材」「金属焼付ポーセレン」が臨床に導入され、それまでの術式が一変。この「３大発明」は世界中に広まっていき、日本の歯科界でも１９７０年〜１９８０年代に、アメリカの歯科医療が導入されていきます。そうして約半世紀にわたり、歯科医療の発展と普及を支えたアメリカ型の治療ですが、耐久性などの点で、その限界が次第に明らかになりました。

そして１９９０年代になると、組織の保全、審美性の維持、耐久性といった点を追求した、新たな治療法が開発されました。その代表といえるのが、日本で生まれた接着歯学や、北欧のインプラントといったものです。

しかしそうした医療技術もまた、耐久性が完璧とはいえず、治療の失敗例が現れるようになりました。

悪くなった歯の治療はあくまで対症療法であり、どんな技術にもいつか限界が訪れる……。過去の歴史を見れば、私はそう感じざるを得ません。

今までとは明らかに異なる歯科医療の動きが出始めたのは、２０００年に入ってからです。北欧など口腔リテラシーの高い国で、「治療から予防へ」という流れが起き、徐々に顕在化してきました。予防歯科では、症状のみではなく、病因の治療に注目して診察を行います。口腔内の健康を維持することを目的とした、新たな歯科医療が台頭してきたのです。

悪くなってから治療するのではなく、健康に保つための医療を提供する。対症療法から予防へという、根本的な方向転換が始まりました。

治療から予防へという動きは、アメリカや北欧から広まってきていますが、それには理由があります。

アメリカでは国の提供する医療保険制度がないため、一本の歯を抜き、神経をとる治療でも、30万円ほどの費用がかかります。日本のように、「痛いから歯医者さんに行こう」と気軽に治療を受けられるような状況ではありません。したがって、国民の多くは、「どうやったら虫歯にならないか」に関心があり、予防歯科を受け入れやすい土壌が整っていたといえます。現在のアメリカでは、国民の歯のメンテナンスに対する意識は高く、大人の歯科医院への定期受診率は7割から8割です。アメリカでは、歯が汚い人は「自己管理ができていない」とみなされ、仕事でも重要なポストに就くことができません。

北欧には予防歯科先進国がいくつかありますが、なかでも日本の予防医療が強く影響を受けたのは、スウェーデンでしょう。現在、日本で最もよく見られる予防論は、スウェーデン式であり、予防歯科の施術の一つであるＰＭＴＣ（歯科衛生士による歯のクリーニング）も、スウェーデンから入ってきたものです。

スウェーデンでは、１９７０年代から予防歯科を歯科医療の国家的方針として採用、国を挙げて予防歯科シフトに取り組んできました。国民には歯科医院で予防歯科を受診することを義務化。今では、国民全員が定期的に予防歯科を受診できるようになっています。

子どもに対しても、出産前から歯科医による両親への指導が始まり、乳児であっても、歯が生え始めるころから歯科医院でのチェックが義務づけられています。そして20歳までは、チェックも歯科医院での治療も無料です。このような背景から、スウェーデンにおいての歯科医院への定期受診率は大人で80～90％、子どもでは

図表1　年代別現存歯数の平均

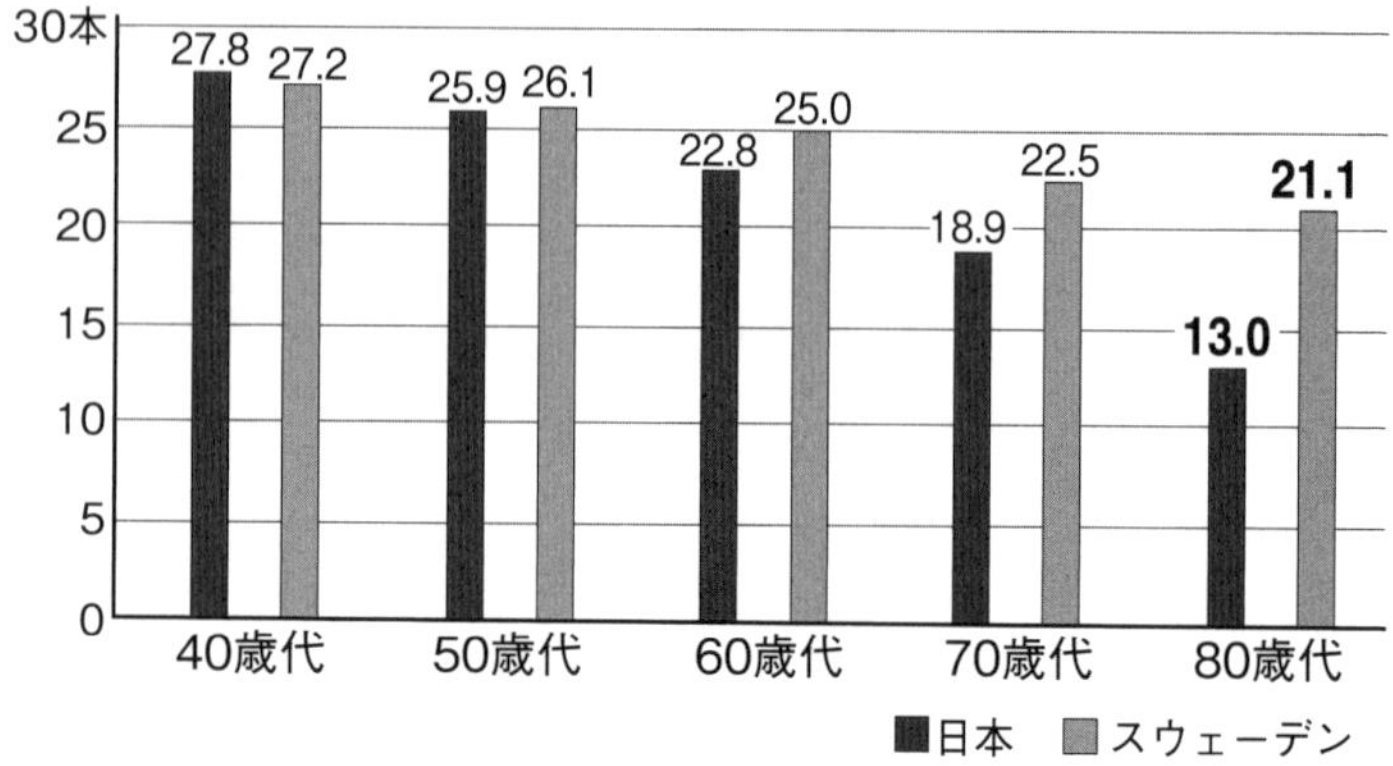

出典：厚生労働省 平成29年度歯科疾患実態調査
Swedish dental journal vol.39 2015

100％といわれます。

これらの国々のように、若いころから予防の習慣が根づいていたなら、歳を取っても自分の歯が残り、入れ歯やインプラントの必要もありません。もし予防歯科が世界中に浸透していったなら、歯科医療の在り方が大きく変わりますから、まさにパラダイムシフトです。

図表２　日本とスウェーデンの「予防歯科」に関する意識の違い

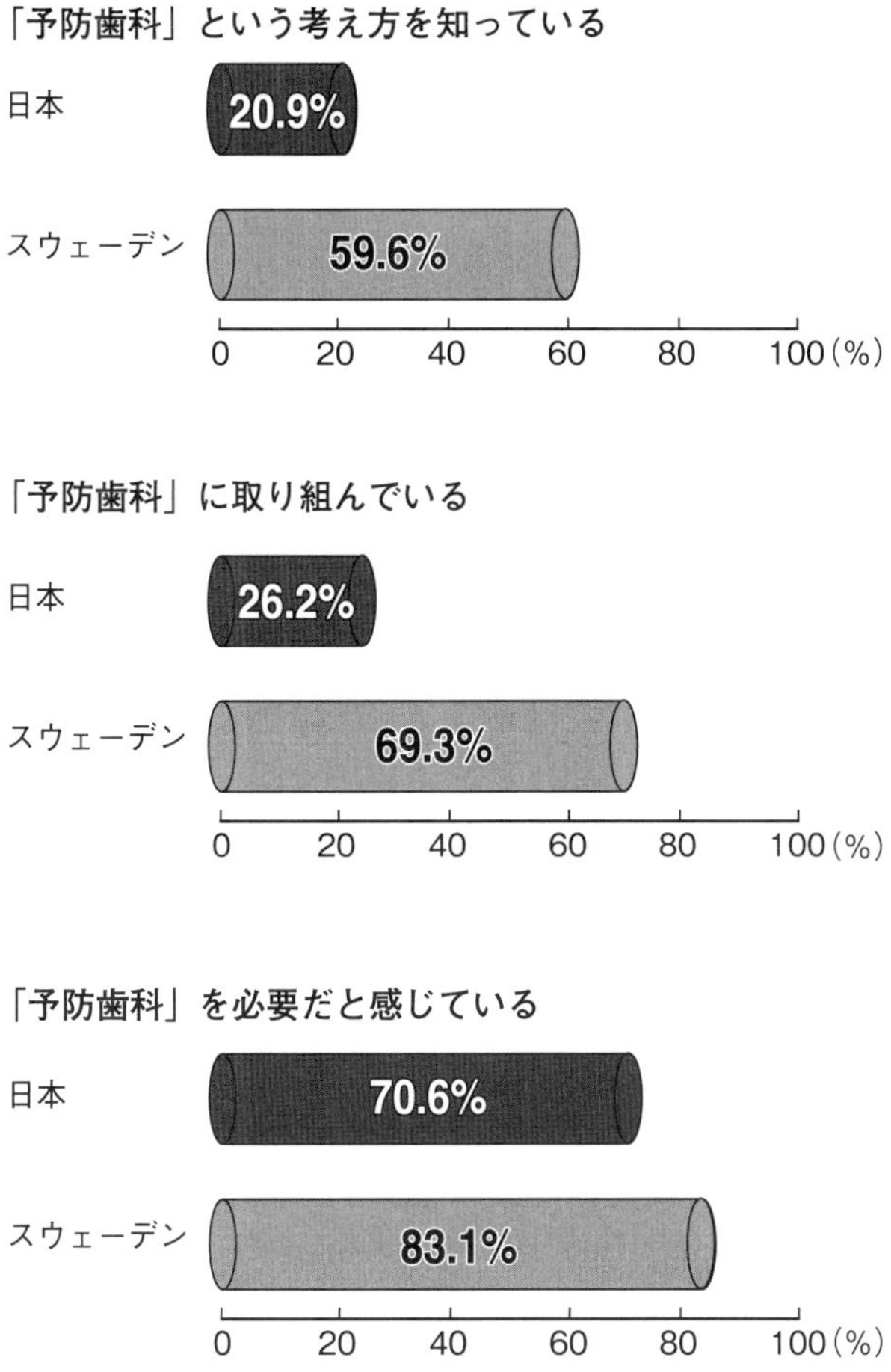

歯ブラシ以外にデンタルフロスやデンタルリンスも
使うのは当たり前だと思う

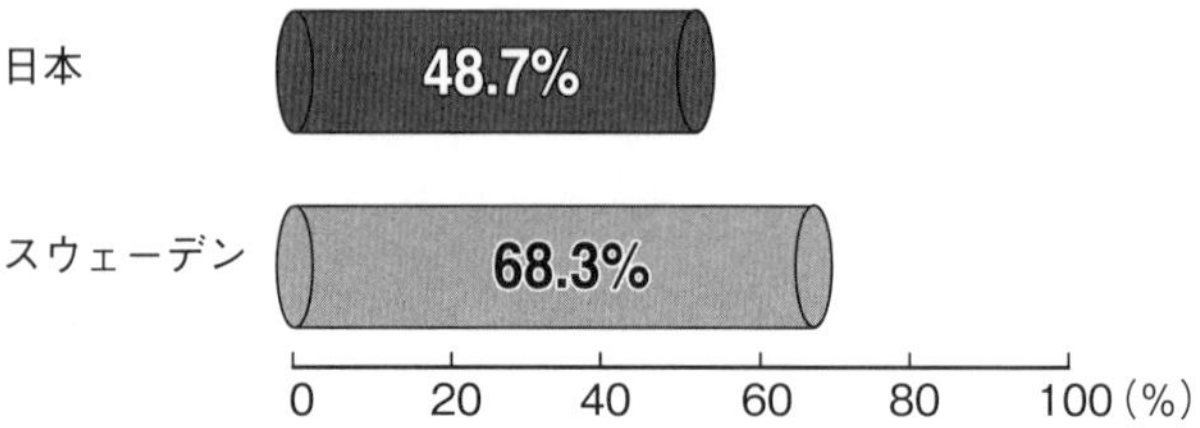

虫歯はオーラルケアで防げると思う

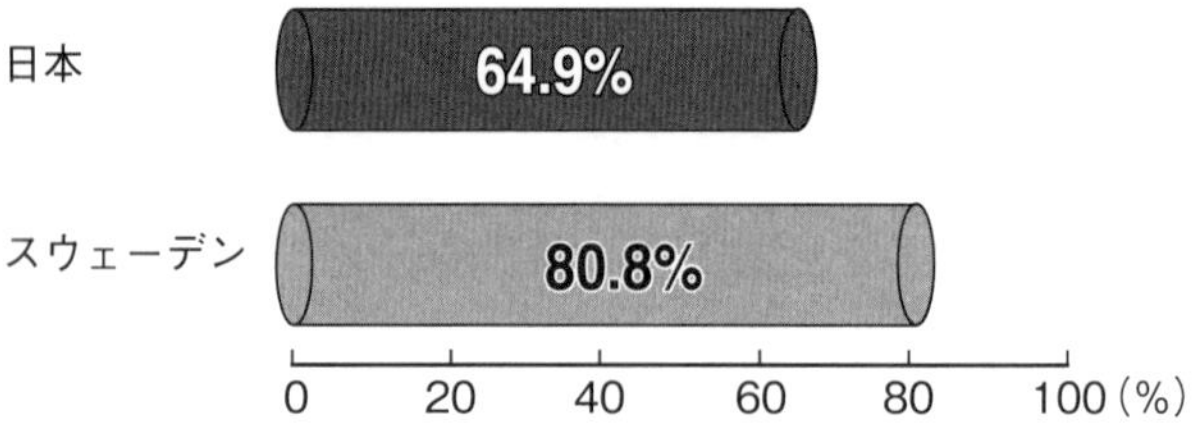

出典：ライオン HP（https://clinica.lion.co.jp/yobou/new.html）

「治療」の第一世代、「治療プラスアルファ」の第二世代

ここまでで述べてきたとおり、今後は「削って埋める」という治療を経営の軸とする、昔ながらの中小の歯科医院の生き残りがさらに難しくなっていきます。

１９９０年代までの主流であった治療主体の医院を、本書では「第一世代」と定義しておきます。

第一世代のなかでも、「治療一本では難しい」と感じ、１９９０年代を境に、インプラントや審美などの自費診療に力を入れたり、予防歯科を経営に取り入れたりして、差別化を図ってきた歯科医院があります。そうして治療を軸としつつも新たな領域に幅を広げて経営をしている医院を、ここでは「第二世代」とします。

現在は、都市部を中心に、第二世代の割合が増えてきています。なかには、例外的に高額な自費診療に特化して利益を上げている歯科医院もあります。ただ、それはあくまで、審美に関心の高い富裕層をターゲットにすることで成り立つモデルであり、ごく限られた立地でしか成立しません。そうした土地では、初期投資もかなり大きく

なる傾向がありますから、誰もがすぐ実行できるものではありません。

多くの第二世代でも、やはり売上のメインとなるのは治療であり、そのままだと患者さんはどんどん減っていきます。

何か、生き残りの手はないものか……。


そんな歯科医師に、私が提案したいのが、「第三世代」への進化です。

第三世代とは、2000年代からアメリカやスウェーデンで見られるようになった予防に特化した歯科医院を指します。具体的な目安としては、アポイントの7割以上が予防の患者さんで占められるようになったら、第三世代といえるでしょう。

新たな時代は、予防歯科メインの第三世代が切り拓く

現在、予防歯科をビジネスの太い柱としている歯科医院は、ほとんどないと感じます。予防歯科の重要性は分かっていても、そこに思い切って経営の舵を切る歯科医院は、まだまだ少ないのでしょう。

しかし、予防歯科は確実に、今後の経営の柱となり得ます。

まず、予防歯科は、健康な歯に対して行うものですから、あらゆる人がターゲットとなります。

そして、一度顧客になってもらえたなら、患者さんは3カ月に一度ほどの割合で、定期的に通ってくることになります。

基本的な経営モデルとしては、幅広い年齢層をターゲットにして、かつ定期的な来院が見込める予防歯科のほうが、経営的により安定しているのは明らかです。

それにもかかわらず、多くの歯科医院が予防歯科を経営の柱としないのは、予防歯科に対するニーズがまだまだ低いからでしょう。確かに欧米に比べると、日本の歯に対するリテラシーは未だ低く、予防歯科の確固たる市場が形成されているとはいえません。

しかし、だからこそ開拓しがいがあるというものです。今ならまだ、先行者利益が十分に得られます。

昨今のオーラルケアに対する関心の高まりを見ていれば、予防歯科市場は今後さらに成長していくと予測できます。

株式会社富士経済の２０１６年の調査では、オーラルケア関連製品国内市場は拡大を続けていると指摘されています。なかでも、大きな成長が期待できるのが介護用オーラルケア製品で、在宅介護の増加や業務用需要の増加などで市場が継続的に拡大し、２０２５年には99億円、２０１５年と比べ２・７倍になると予想しています。

株式会社週刊粧業による調査でも、近年は毎年前年比１～３％で伸長してきているとされており、オーラルケア商品に対する需要が高まっているのは間違いなさそうです。

こうした社会的背景から、メーカーも次第にオーラルケアグッズの販売に力を入れるようになりました。歯磨き粉や歯ブラシなど定番商品以外にも、洗口液やデンタルフロスといった関連商品を現在いくつも展開しています。


では、実際に日本人は、どのようなケアをしているのか。

厚生労働省の「歯科疾患実態調査」（２０１６年）によれば、歯ブラシで毎日歯を磨く人は95・３％。しかしそれはあくまで「口腔内の清掃」という位置づけにすぎず、虫歯や歯周病などの「予防」というところまで意識が及んではいないようです。

公益財団法人８０２０推進財団の「世界の国々の８０２０~比較」によると、日本は世界に比べ80歳前後の高齢者の残存歯数で劣っています。特に中高年以降、急速に歯を失っていく傾向があるといいます。

日本を代表する日用品メーカーの一つであるサンスター株式会社は、アメリカ、ドイツ、オーストラリア、イギリス、スウェーデン、そして日本の６カ国において、20~69歳の男女、各国３８０人を対象に、オーラルケアに関する調査を行いました。

その調査によると、日本人はオーラルケアの際に歯磨き粉と歯ブラシのみを使用するケースが多く、洗口液やデンタルフロスなどの使用率はまだまだ低いということです。一方で、例えばアメリカでは、デンタルフロスによる歯周病予防を行わねば大いに健康を害するという考えがあり「フロスオアダイ（フロスか死か）」とまでいわれています。

また、日本人は「歯周病」という言葉に対する認知率がドイツと並び非常に高いにもかかわらず、「歯のケアには時間やお金をかけたくない」と感じている人の比率が高くなっています。この調査を見れば、日本がいかに、世界に比べ予防の分野で後れをとっているかが伝わってきます。日本での「予防」的オーラルケアに対する意識は次第に高まってはきているけれど、まだ予防の先進国とは開きがある、ということがいえるでしょう。

こうしたオーラルケアへの意識は、予防歯科に対する需要の状況とも重なります。予防歯科の大切さに徐々に気づいてはいるけれど、歯科医院に定期的に通うのは、一部の「意識の高い人」にとどまり、その割合は少ないというのが現状です。

ただ、それを逆から見ると、オーラルケアや予防歯科の市場にはまだまだ潜在ニーズがあり、大きく成長する可能性を秘めているともいえます。

では、どうやって潜在ニーズを表に引っ張り出すのか。

地元に潜む予防歯科のニーズをどんどん開拓する手法については、後述していきますが、治療から予防へという流れがさらに加速するこれからの時代は、予防歯科メインの第三世代が台頭していくのは間違いないと、私は見ています。

求められるのは企業を運営する〝経営能力〟

私は多くの歯科医師から経営についての相談を受けますが、そうした方々との会話のなかでよく感じるのは、経営者としての意識が低い人が多いということです。

虫歯の割合が減り、競争が激化している現状では、いかにほかの医院と差別化するかや、どうやって患者さんを集めるか、どのようにして人材を確保するかなど、経営戦略をしっかりと固めていかなければ、すぐにライバルに負けてしまいます。

歯科医師が、「歯だけ治療していればいい」時代ははるか過去となりました。いわゆる職人気質なのは良いのですが、「腕さえ良ければ大丈夫」とばかりに経営に無頓着であるようだと、〝戦国の世〟で生き残っていくのは難しいでしょう。

これからの時代、歯科医師には経営者としての能力が、より求められるようになっていきます。

医療業界では、「お金を稼ぐのが悪」であるかのような風潮がありますが、それは大きな間違いです。

誤解を恐れずにいえば、経済のない道徳は、寝言にすぎません。

しっかりと利益を上げるからこそ、スタッフに十分な給料を払うことができ、新たな設備投資も行えて、結果的に患者さんに質の高い医療を提供することができます。いうまでもありませんが、医療は最終的に患者さんを幸せにするために存在します。医療で利益を上げること自体は、まったく悪いことではありません。

重要なのは、利益をどのように患者さんに、ひいては社会に還元していくか、です。儲けをそのまま自分の懐に入れてばかりいるようでは、経営者としては三流です。

「金さえ稼げればいい」という姿勢は必ず患者さんにも、一緒に働くスタッフにも伝わり、周囲から人が離れていきます。例え最初は順調でも、すぐに行き詰まってしまいます。

事業を〝ただの金儲け〟にせず、事業を通じ社会に貢献しようという姿勢は、実は末永く経営を続けるための最も基本的なルールの一つです。

経営者として理念を持ち、ビジョンを作り、それに向かって努力していく。トップがそのようにあることで、スタッフもまたその理念を共有し、同じ目標に向かって走り続けられるようになります。経営者の理念がすばらしいものであり、社会を豊かにできる確信が持てるほど、スタッフも自社に誇りを持ち、モチベーション高く働けます。

より詳しくは後述していきますが、そうしてスタッフを一つにまとめるのが、歯科医院を経営する医師の大切な役割です。

また、経営者として数字にも敏感でなければなりません。一日の売上に一喜一憂する繊細さを持ってほしいところです。ただ漫然と日々を過ごしていると、売上が落ちてきてもそれが分からず、ふと気づけば破産が目の前に迫るような取り返しのつかない状況になりかねません。

独立して歯科医院を営むなら、経営能力を磨いていく必要があるのです。

ここで、いち企業の経営者として求められる、歯科医院経営のためのチェックリストを示しておきます。なお、このチェックリストの項目がなぜ必要なのかについても、のちに解説していきます。

果たしてすべてに「ＹＥＳ」と答えられるでしょうか。もし不十分な項目があれば、早急に改善することをおすすめします。

【経営環境10のチェックリスト】

□企業理念があり、スタッフと共有できている
□スタッフと雇用契約を交わしている（短期雇用契約後、本契約を締結）
□就業規則、賃金規定が整備されている
□スタッフに有給休暇をきちんととらせている
□「かかりつけ歯科医機能強化型歯科診療所」の認定を受けている
□社会保険（健康保険、厚生年金、雇用保険）に加入している
□リスクマネジメント、クライシスマネジメントが効いている
□院長不在、あるいはスタッフが急に休んでも組織が通常どおり運営される
□業績推移表をつけている
□スタッフの育成システムができている

私がなぜ、15年で患者数を20倍に増やすことができたのか

かく言う私も、最初から経営に成功していたわけではありません。

予防歯科に舵を切る前は、治療を主体とした〝昔ながらの歯科医院〟で、悪戦苦闘していました。

開業直後は、ユニット３台、スタッフ３人で１日40人ほどを診察していましたから、滑り出しは順調だったといえます。

ところが、そこから特に何もせず、治療に明け暮れる毎日を過ごしていたところ、次第に患者さんの数が減っていきました。近所に、新しくてきれいな医院ができるなど競合もどんどん増え、ふと気づけば、１日の来院患者数が20人を切るところまで落ち込んでいました。

窮地に陥った私が、「これでだめならもう閉院するしかない」と覚悟を決めて取り入れたのが、予防歯科でした。

まずは、予防歯科とは何か、予防がいかに大切かについて、患者さんに丁寧に説明

を続け、少しずつ周知していくことから始めました。

そうすることで、毎年100枚ずつレセプトが増えていきました。そうしてバスタブにゆっくりと水が溜まるように、患者さんの数が増え、経営も安定していきました。

現在では、1日300人の患者さんに来院していただけるようになり、月のレセプトは4000枚以上という大規模な医院へと成長することができました。15年で20倍もの成長を遂げたのです。

予防歯科について、「取り組んではいるけれど、あくまで治療がメイン」という医院は多いと思います。確かに、いきなり予防歯科に特化するほど大きく舵を切るのは、難しいかもしれません。

しかしせめて、予防歯科の患者さんをどんどん増やす努力をすべきです。経営に苦しんでいる歯科医院ほど、予防歯科に本気で取り組んでほしいと思います。

予防歯科には、それだけの価値があり、業績を20倍にも伸ばしてくれるほどのポテンシャルが秘められているのです。

図表３　かみむら歯科矯正歯科クリニック単体でのレセプト枚数の推移

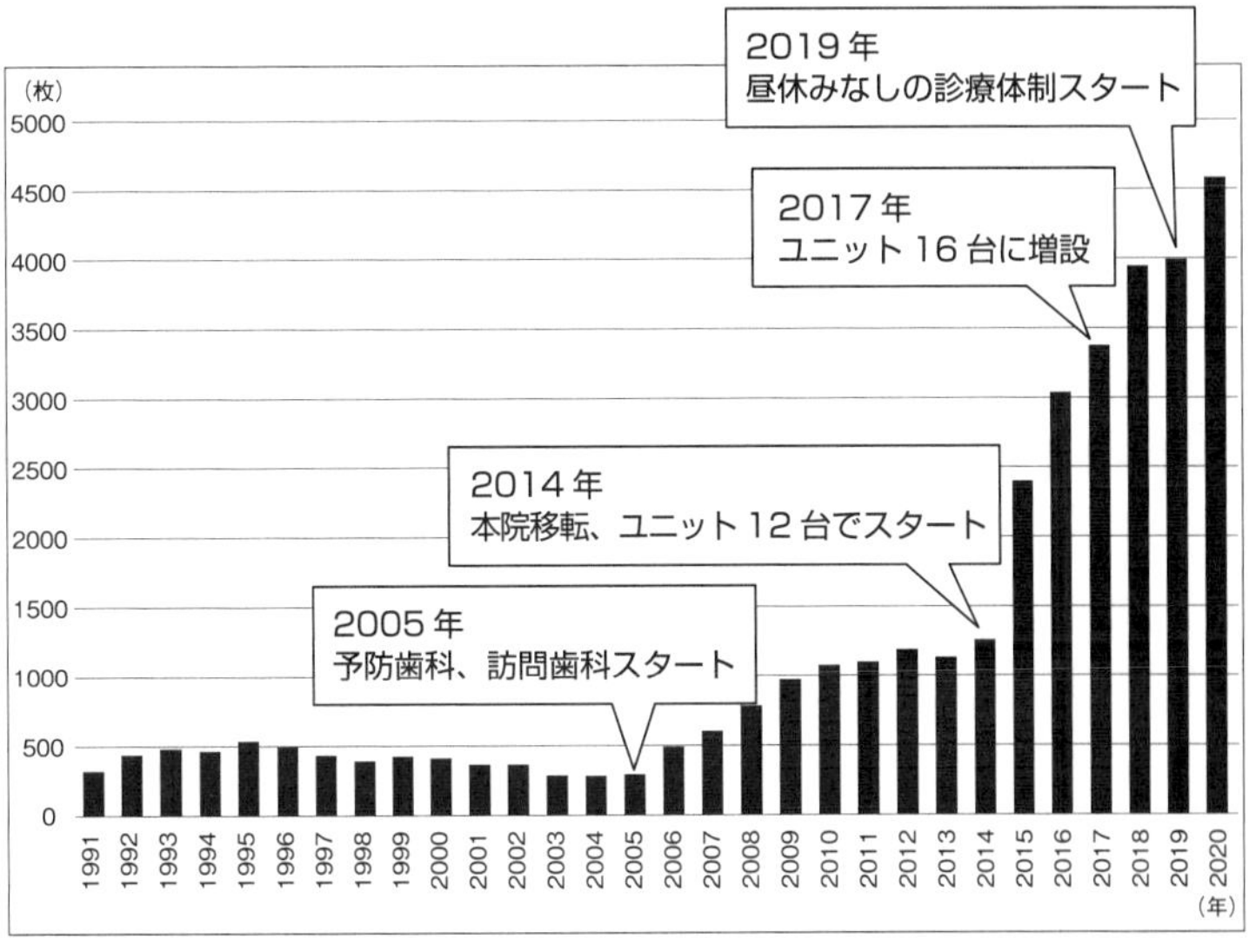

コラム

私が「経営者」になるまで①

今でこそ私は、予防歯科を経営の柱として歯科医院を運営できていますが、ここまででも述べてきたとおり、以前は治療主体の昔ながらの歯科医院を営んでいました。その時の経営事情は相当厳しく、「このままでは間違いなくつぶれる……」というところまで追い込まれ、頭を抱えていました。

そこからいかにして予防歯科を導入、推進し、患者さんの数を増やしていったか。その実体験のなかには、過去の私と同じ状況にある歯科医師をはじめとした読者の方々にとって、役に立つ部分があるかもしれません。

このコラムでは、これまでの私の歩みを紹介し、一人の歯科医師が、「経営者」へと成長するまでを描いていきたいと思います。

過去を紐解けば、私が高校生だった1970年代ごろが、歯科医師にとっての〝黄金時代〟でした。日本ではまだまだ歯科医師の数が少なかった時代です。

歯科医師は、ただ目の前の患者さんの治療だけこなしていれば、あっという間に資産が溜まっていく。そんな時代でした。

当時の歯科医院はまだまだ家族経営が中心であり、歯学部に来るのも「家を継ぐため」という人が多かったです。ただ、私は例外で、実家は建設関係の会社を営み、親戚にも歯科関係の仕事をするものはいませんでした。

そんな私が歯学部に入ったのは、父の知り合いの技工士から、歯科業界の盛況を聞き、「歯科医師になれば黄金の未来が待っている」と考えたからです。

１９８５年に歯学部を卒業してから、６年ほど勤務医として働きました。

最初は、縁あって大阪の歯科医院に入りました。その医院は、本書でいうところの「第二世代」にあたり、当時最先端の治療だったインプラントに力を入れていましたから、私はその技術を学ぶことができました。

当時は本当に歯科医師の数が少なく、４月に入職した私が８月には分院の医院長を任されるほどでした。医院の責任者ということで、経営に携わる経験ができたのですが、そのころはそれを貴重だとは思わず、目の前の患者さんの診察をこなすだけの日々でした。

ただ、今振り返ればそんななかでも、良い習慣がつきました。しっかりしたカルテの書き方を身につけたのです。

昔は、カルテといってもいい加減に済ましているところが多くありました。しかし私が最初に入った歯科医院では、主訴、診断結果、治療方針などをしっかりと書くように指導されており、そのカルテから請求書を起こしていました。詳しくは後述しますが、現代では、カルテは経営において極めて重要な存在となっています。カルテをしっかりと記載しておくことで、患者さんとの間での「言った、言わない」というトラブルを予防できるからです。

その後、さまざまな事情が重なって、1年で大阪の医院を離れ、埼玉県の三郷にある歯科医院の分院長を務めることとなり、そこで5年間働いてから、独立という選択をしました。このように、分院長の経験をしてから開業するという流れが当時は一般的でしたが、「6年で独立」はまだまだ遅いほうで、2年、3年で開業する人が多くいました。

10年、15年の修行を経て独立開業をするケースが多い現在からは、なかなか想像できないかもしれませんが、このころはまだ「歯医者を作れば患者が来る」黄金時代の名残がありました。私も特に計画性もなく「そろそろ6年になるから独立しよう」というだけで、開業へと舵を切ったのです。

そうしてバブル経済が泡となった1991年、「かみむら歯科医院」が開業しました。

第2章

「四方良し」で誰もが幸せに

歯科医院が「予防歯科」に力を入れるべき理由

予防歯科で、患者、経営、働き手、社会の「四方良し」が実現できる

私たちの社会は、「人生100年時代」の入り口に差し掛かっています。

一説によると、人間の寿命は1日5時間ずつ延びており、30年後には平均寿命が100歳を超えるそうです。それがどこまで実現するかはさておき、医療技術の発達により、平均寿命も延び続けていくのは間違いありません。

そうした長寿社会において、いきいきと暮らしていくために大切にすべきこととして、歯科医師である私が断言できるのは、「口腔内の健康」です。

食べるという行為はすなわち、生きる営みそのものであり、食事と健康は切っても切れない関係にあります。おいしいものを食べた時に覚える幸福感、満足感はとても大きなもので、人生のうるおいとなります。近年では口腔機能が低下することにより、全身のさまざまな器官や運動能力に悪影響が出ることも分かっています。口腔内の健康を保つ努力はすなわち、健康で幸せに長生きするための努力にほかなりません。

こうしたことからも、予防歯科がいかに有効かは分かっていただけると思いますが、その有用性が分かっていても、実際に患者さんに対する啓蒙がまだまだ弱く、結果的に予防の患者さんの数が増えていないという歯科医院が、本当にたくさんあると感じます。そうした歯科医院に改めて予防歯科の重要性を伝えるというのが、私が本書を執筆した大きな目的の一つです。

予防歯科に力を入れるほど、多くの患者さんを幸せにできます。

経営においても、しっかりと安定した利益を上げられます。

働くスタッフも、誇りを持ち、やりがいを感じながら働けます。

そしてひいては社会に対しても、国民の総医療費を下げるなど、大きく貢献することができます。

予防歯科は、患者さん、経営、働き手、社会の「四方良し」を実現する、最高の手法なのです。

本章では、予防歯科がどのようなメリットをもたらすのか、詳しく解説します。

より分かりやすいように、まずは口腔ケアを怠って口腔疾患を抱えた際のデメリットから示していきたいと思います。

歯周病の引き金となる、5つの菌

口腔疾患の代表格が、歯周病です。

歯を失う原因のトップは、虫歯ではなく歯周病であり、日本人の成人の7~8割が歯周病であるとされています。歯周病をいかに予防するかが、患者さんが生涯自分の歯で過ごすためのカギとなります。

歯周病とは、歯の周辺組織が破壊される病気の総称です。

歯の周辺には、歯肉や歯根膜、歯槽骨といった、歯を支える土台となる組織があります。そうした組織が、プラークの中にいる歯周病菌に感染し、その毒素や酵素により歯肉が炎症を起こすのが歯肉炎。そこからさらに悪化し歯槽骨まで破壊されてしまいます。歯自体がいくら健康であっても、歯周病により歯の周辺組織が壊されてしまえば、歯は抜け落ちます。歯周病の初期段階では痛みなどの自覚症状がほとんどなく、

図表４　歯を抜くに至った主な原因

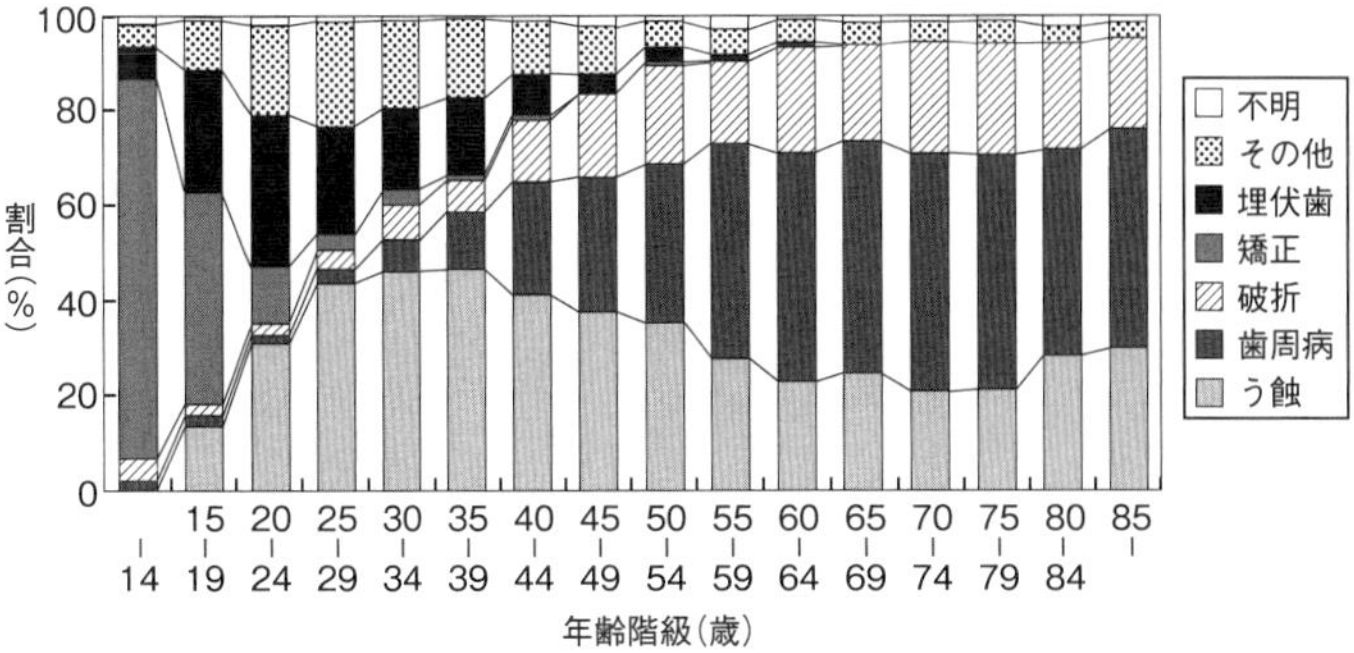

出典：永久歯の抜歯原因調査（公益財団法人 8020 推進財団、平成 30 年）

気づかないうちに症状が進行します。

歯周病の原因となる菌は何百種もいますが、なかでも悪玉なのは12種といわれます。

アメリカのスコランスキー博士は、口腔内の常在菌を調べてランク分けしました。そして悪玉菌12種類のうち、特に悪い影響を及ぼす5つを特定しました。

1. ポルフィロモナス・ジンジバリス
（P.g.菌）
2. トレポネーマ・デンティコーラ
（T.d.菌）
3. タンネレラ・フォーサイセンシス
（T.f.菌）

4．プレボテラ・インターメディア（P.i.菌）
5．アグリゲイティバクター・アクチノミセテムコミタンス（A.a.菌）

1〜3の「P.g.菌」「T.d.菌」「T.f.菌」は最も危険度が高く、「レッド・コンプレックス」と呼ばれています。4と5の「P.i.菌」「A.a.菌」もまた、歯周病を引き起こします。

予防歯科という概念が世界で広まっていくなかで、歯周病と全身疾患に関連する研究がいくつも行われています。例えば一般財団法人サンスター財団が2016年に公開した動画では、1〜5の悪玉菌をはじめとした歯周病菌が、口から血管を通って全身に運ばれ、体内でもさまざまな炎症反応が起こる様子が示され、そこから糖尿病や動脈硬化が引き起こされることが分かります。

歯周病の原因菌が、腸内フローラを乱す

「レッド・コンプレックス」の一つである「P.g.菌」が、腸内環境に悪影響を及ぼす

という研究があります。

私たちの身体は、口から肛門まで、消化器という一本の管でつながっています。口から食べたものは、胃を通り、腸を通って、肛門で排出されますが、口腔内に生息している細菌もまた、食事などの際に胃や腸まで運ばれていきます。

腸には1000種以上、100兆から600兆個もの細菌が住んでいます。それらが種類ごとに集まって存在している状態を、花畑に例えて「腸内フローラ」と呼びます。腸内フローラが健全だと、それが有害物質の侵入を防ぐバリアとして機能し、腸の免疫機能を助けることが分かっています。その反面、腸内フローラのバランスが崩れれば、バリア機能が低下してさまざまな悪影響が現れます。腸内フローラの異常から腸自体にも炎症が起き、粘膜が傷つき、過剰な免疫反応によって炎症性腸疾患を発症することもあります。

2014年に発表された、マウスを用いた研究によれば、「P.g.菌」が腸内に流れ込むと、腸内フローラのバランスが崩れ、腸のバリアが低下した状態になることが明らかになっています。そして、本来なら腸でブロックされる物質が体内に侵入し、血管を通って身体の隅々まで運ばれていき、さまざまな病気の発症や進行に影響を及ぼすと考えられています。

腸は、消化・吸収、排出という生命活動に欠かせない機能を担っています。また、ウイルスや菌を排除する免疫細胞の半分以上が腸に集まっており、人体で最大の免疫器官でもあります。もし腸が不調になったなら、栄養がうまく吸収できず、免疫力も低下しますから、万病のもととなります。

実際に、腸内環境の悪化が、潰瘍性大腸炎をはじめとした炎症性腸疾患、動脈硬化、糖尿病、がん、肥満、認知症といった、さまざまな疾患と密接なつながりがあることが分かってきました。こうしたことから、歯周病を放置しておけば、重大疾患を発症するリスクが高まると考えられています。

余談ですが、歯周病を放置するリスクを鑑みても、昨今のコロナ禍においては口腔ケアがより重要であり、今の時期だからこそしっかり行うべきだと考えています。しかし、日本歯科医師会が国民向けに定期検診や訪問診療の延期を要請し、さもそれらが不要不急の部類に入るかのようにメッセージを出しました。これは、腰のひけた非常に間違った判断であったと、個人的には思っています。

歯周病が引き起こす、さまざまな全身疾患

ここで、歯周病との関連が明らかになっている全身疾患について、より具体的に述べていきたいと思います。

まずは、先ほども述べた、「糖尿病」です。歯周病との関連は深く、その研究が最も進んでいる疾患の一つといえます。

血液中のブドウ糖の数値を下げる働きをする唯一のホルモンである、インスリン。その働きが悪くなって起きる代謝障害の一種が、糖尿病です。

糖尿病になると、血糖値が慢性的に高い状態が続き、血管がもろくなったり、ブドウ糖をうまく使うことができなくなったりして、全身の臓器にさまざまな障害が起こってきます。日本の糖尿病患者の95％は「二型糖尿病」ですが、その発症は生活習慣と関わっているとされ、偏った食生活や運動不足、肥満などが要因となり得ます。糖尿病が生活習慣病と呼ばれる所以です。

歯周病菌は、口の中だけにはとどまらず、血管の中にも入り込んでいきます。菌自

体は、血管内で死亡するのですが、菌の持っている毒素は消えることなく残り、それが血糖値にも影響を及ぼすことが分かっています。

血液中に残留した毒素は、「TNF-α」という炎症性物質の生産を促進します。この「TNF-α」が、インスリンの働きを阻害し、血液中の糖の取り込みを抑制してしまいます。歯周病にかかると、この仕組みによってインスリンが十分に働かなくなる「インスリン抵抗性」という状態になります。そして血糖値がさらに上がり、糖尿病が悪化します。

糖尿病に対するさまざまな治療を行っても、状態が改善しない患者さんに対し、歯周病の治療を実施すると症状が改善したという研究結果があります。

歯周病治療の結果、炎症マーカーが低下し、糖尿病コントロールの指標であるヘモグロビンA1cの値も平均0・4〜0・5％、最大では1％下がりました。ヘモグロビンA1cの値が1％減ったら、細小血管障害のリスクを37％、末梢血管障害のリスクを43％下げる効果が見込めます。結果的に心筋梗塞や脳卒中といった血管系の重病に見舞われるリスクも下がります。

歯周病と糖尿病の関係性は、糖尿病専門医の間では広く知られるところですが、一般の医療従事者にはまだそこまで知られていないように感じます。糖尿病が疑われた際には、歯周病のチェックも行う必要があるのです。

続いて、「動脈硬化」です。

心筋梗塞や脳梗塞といった重大な疾患の引き金となる、動脈硬化。血管の内側にコレステロールなどが付着することで、血管が厚く硬く、そして狭くなる病気です。その動脈硬化の一部が、歯周病と関連することが分かってきました。

興味深いのは、動脈硬化の病巣である部位から、5種類の歯周病菌が見つかったという報告があることです。その事実から、歯肉から血管に入った歯周病菌が元となって血管に炎症を起こし、血管を硬化させたり、血栓をできやすくしたりして、動脈硬化を進行させると考えられています。

「腎臓疾患」との関連を指摘する研究もあります。

アメリカ・カリフォルニア大学の研究によると、699人を対象に歯科検診を実施したのち、48年間にわたって追跡調査したところ、「歯周病によって慢性腎疾患のリスクが通常の4倍に増加する」という結論が得られたといいます。
腎臓疾患が進行すると、さまざまな症状が身体に表れます。老廃物が尿として体外に排出できなくなり尿毒症になるほか、頭痛、食欲不振、嘔吐、不眠などの不調に襲われ、放置しておくと死に至る危険まであります。

関節の滑膜に炎症が起こり、関節の痛みや腫れ、変形を起こす病気である「関節リウマチ」についても、歯周病と関連があると見られています。

京都大学医学部附属病院リウマチセンターの医師らの研究チームが、2015年に実施した健常者約1万人に対する疫学調査の、データ解析を行いました。すると、関節リウマチの指標となる抗CCP抗体が、全体の約1・7%から検出されました。そして重度の歯周病を抱える人ほど、抗CCP抗体の値が高いことが分かったのです。
また、この調査とは別に、関節痛を訴えていた72人の患者さんを追跡調査したところ、歯周病の人が、その後2年以内に関節リウマチを発症するリスクは、歯周病ではない人に比べて2・7倍高くなることも分かったそうです。研究チームの医師は、「関節

図表5　歯周病により引き起こされる疾患

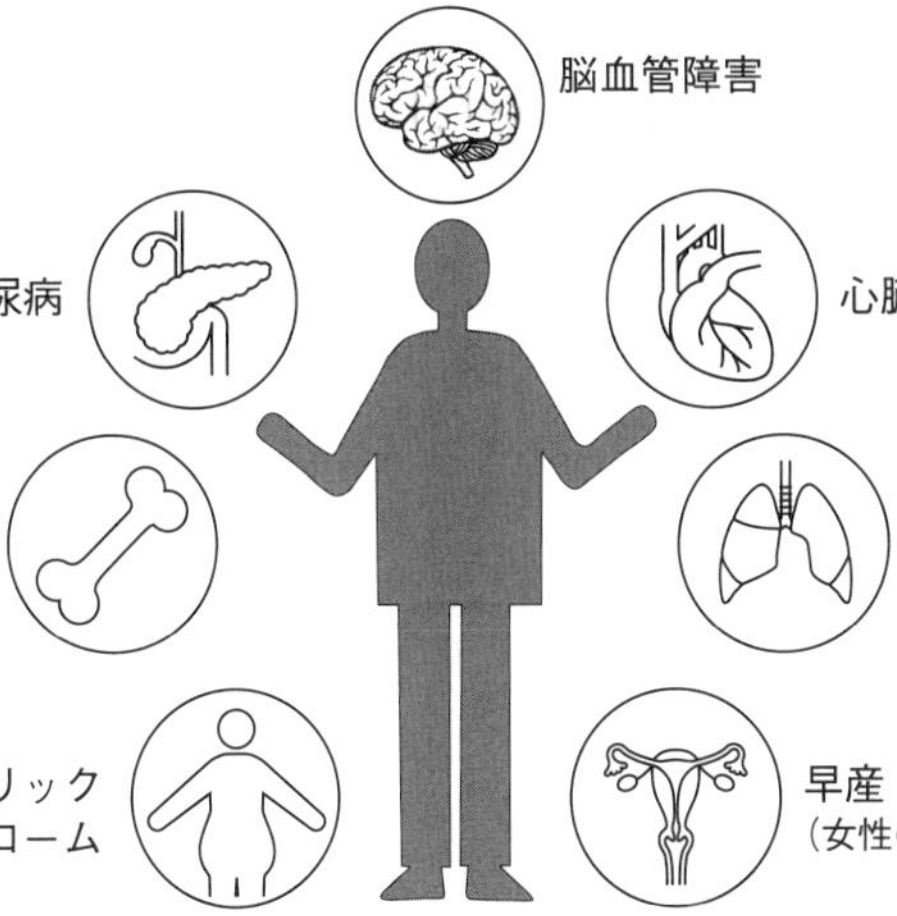

リウマチと歯周病の非常に強い関係が確認できた。口腔ケアをしっかり行うことは関節リウマチのコントロールにもつながる可能性がある」と述べています。

そのほかに、歯周病が重篤化するほどメタボリックシンドロームになる確率が高いという統計調査や、妊婦が歯周病にかかっていると早産や低体重児出産のリスクが高まるという指摘もあり、歯周病はまさに「万病のもと」であるといえます。

予防歯科が、患者さんの人生を変える

歯周病による悪影響を最も受けやすいといえるのが、高齢者です。

60歳以上の高齢者の死因の上位にくる「肺炎」ですが、そのうち96％が「誤嚥性肺炎」であるといわれます。誤嚥性肺炎は、飲食物や唾液などが誤って気官に入り、肺のほうにいってしまう「誤嚥」が原因で起こります。通常であれば異物の肺への侵入を防ぐため、せき込むなどの反射行動が起こります。しかし、加齢による筋力の低下などで物を飲み込む力が弱っていると、反射行動が十分に起こらず、異物が肺まで到達してしまいます。その際、異物に付着している細菌もまた肺に侵入し、肺炎になるのです。

この誤嚥性肺炎を引き起こす原因となる細菌の一つが歯周病菌であるというのは、ほぼ間違いないと見られています。そしてまた、継続的な口腔ケアにより誤嚥性肺炎を防ぐことができるというのは周知の事実となっています。

歯周病をはじめとした口腔疾患によって歯を失い、ものをきちんと咀嚼できなくなるということ自体も、全身に悪影響を与えます。高齢者では、咀嚼能力が下がってくると、学習や記憶、認知機能、全身的な運動機能なども低下します。

歯を失ったり、入れ歯が合わなくなったりすると、食べることができる食材が限られて、栄養が偏りがちです。摂取する栄養の量が減れば、気力が失われ、身体を動かすのがおっくうになります。動かなくなれば必要なエネルギーは減り、それでますます動かなくなるという悪循環に陥ります。そうして行きつく先が、〝要介護状態〟です。

一般社団法人日本老年医学会が２０１４年に提唱した「フレイル」という概念があります。これは「Frailty（虚弱）」の日本語訳であり、健康な状態と要介護状態の間で、要介護には至らないけれど身体的機能や認知機能の低下が見られる状態を指しています。

フレイルには、筋力低下などの身体的要素、認知症やうつなど精神的要素、独居や経済的困窮などの社会的要素も含まれますが、身体的な治療や予防を行うことで、フレイルから要介護状態に進まずに済む可能性があります。

こうしたフレイルの議論のなかで、「身体的なフレイルを引き起こす要因」として口腔機能の低下が挙げられています。国が掲げるフレイルの評価基準のなかには、歯科の項目が入っています。厚生労働省保険局高齢者医療課が2018年に発表した資料では、口腔機能にもフレイルという概念を当てはめ、「オーラルフレイル」という言葉が用いられています。オーラルフレイルを健全な状態にしておけば、身体的なフレイルが要介護状態まで進むリスクを減らすことができるというのは、間違いのないところです。

さて、ここまでで述べてきた、「口腔ケアを怠るとどんなデメリットがあるか」について、改めてまとめてみましょう。

・糖尿病、動脈硬化、腎臓疾患、関節リウマチのリスクが上がる
・高齢者の主な死因の一つである誤嚥性肺炎の引き金になる
・フレイルから要介護状態へと進むのを後押しする可能性もある

総合的に見ると、「口腔ケアを怠ればいずれ命に関わり、健康寿命も短くなる」と

いう結論が導かれます。

では、予防歯科を行い、口腔ケアを十分にしていたらどうか。高齢者になっても口腔内の健康を保ったとしたら、どうなのか。

先ほど挙げた深刻なデメリットが、きれいに反転することになります。重病化のリスクが下がり、より長生きできることはもちろん、要介護になる可能性も下がり、健康寿命が延びます。

予防歯科は、人生を末永く健康に暮らしていくための大きな力となり、多くの患者さんの人生を幸せに変える、すばらしい可能性を秘めているのです。

医師がお金を稼ぐのは、悪ではない

一方、経営的なメリットとしてはどんなメリットがあるのでしょうか。

繰り返しになりますが、これからの時代を勝ち抜いていくためには、歯科医師は「経営者としての視点」をよりしっかりと持たねばなりません。

医療界においては、「お金を稼ぐのは悪いこと」のような風潮が根強くあるように感じますが、それは大きな間違いです。

利益が上がらなければ、最新の治療法や最先端の設備を入れることは叶わず、感染症対策にも十分な費用を回せません。優秀なスタッフを雇うこともできず、利益を患者さんに還元することもできません。

利益がなければ、自院を拡大して多くの患者さんを受け入れる体制も作れず、医療を通じた社会貢献の規模も小さなものになります。

経営が不安定になり、切羽詰まってくれば、高額な自費診療ばかり患者さんに勧めるなど、「今いる患者さんでなんとか利益を出そう」としがちです。自費診療に偏った経営をしている歯科医院だと、特にそうでしょう。

もちろん、患者さんに複数の選択肢を示した結果、患者さんが高額な自費診療を選んだというなら、まったく問題ありません。しかし、「経営が苦しい」というこちらの都合を患者さんに押し付け、少しでも高いものを売ろうとするような医院が、果たして患者さんからの信頼を得られるでしょうか。ネット社会では、少しの悪評も瞬く間に広まっていきます。一度でも不信感を持たれてしまえば、ネガティブな印象がすぐに拡散します。

そんな状況まで追い込まれないためにも、経営者として、利益をしっかり上げ、経営を安定させる必要があるのです。

そして今後、歯科医院の経営を安定させるための切り札となるのが、予防歯科です。

予防歯科の推進で、中長期的に経営が安定する

私が予防歯科の経営的メリットを示すためによく使う例え話が、「栓をしたバスタブ」です。

バスタブを歯科医院、蛇口から出る水を患者さんとしましょう。

治療主体のビジネスモデルは、いわば栓の抜けたバスタブ。患者さんがやって来ても、治療が終われば去っていき、その度に、「水がバスタブから抜け出て」いってしまいます。そして、抜け出る量以上の水を供給し続けない限り、バスタブにはいつまで経っても水が溜まりません。

しかし、バスタブの栓が閉まっていたなら、話は違います。一人の患者さんが定期

的に通ってきて、ずっとバスタブの中に留まれば、例え流れ出る水の量が少しずつであっても、新たな水が蛇口から注がれた分だけバスタブの水は着実に溜まっていきます。

この「バスタブの栓」にあたるのが、予防歯科です。同じ患者さんに定期的に通ってもらうことができれば、患者さんがきた分だけ、患者さんの数は増えます。一人の患者さんが、3カ月に一度ほどのペースで通って来るわけですから、それが定期収入となり、経営が安定していきます。

中長期的な視点からいっても、やはり予防歯科にはメリットがあります。

昔の子どもは、歯医者といえば「痛い思いをする場所」であり、歯科医院にいい思い出を持っている人はほとんどいなかったと思います。そうした世代が親になったとしても、過去の印象を引きずり、我が子を積極的に歯科医院へと連れていくようなことはないでしょう。

しかし予防歯科では、痛い思いや嫌な思いをすることがありません。シーラントをしたりフッ素を塗ったりして、口の中をすっきりさせて帰っていきます。また、歯科医院の中に子どもが遊べるような場があれば、子どもたちは3カ月に一度の通院を楽しみにするようになります。

私の医院に通ってくれている子どもたちにとって、歯科医院は怖い場所ではなく、親と遊びに行く場所の一つです。そうした子どもたちが大人になり、家庭を持ったら、我が子も自分と同じように歯科医院に連れていき、予防歯科を行うでしょう。

予防歯科をうまく導入することができたなら、そうした末永い「正のサイクル」をつくることもできるのです。

商圏が拡大し、地域外からも患者さんがやって来る

予防歯科の大きな特徴は「健康な人」を対象にしていることです。

「はじめに」などでも述べてきたとおり、近年は一般的な口腔リテラシーが少しずつ向上し、虫歯の数は減っています。したがって、「歯が痛くて、治療をしたい人」の数もまた、減ることになります。

そうして縮みゆく市場のなかで、残されたパイを必死に取り合う消耗戦を繰り広げるのは、経営的にも非常に難しいものです。

しかし、健康な人をターゲットとしたなら、可能性は無限大です。実際に、予防歯科のブランディングに成功すると、患者数は右肩上がりで伸びていきます。

私が予防歯科を導入したばかりのころのスタッフは4人で、ユニットが4台でした。しかし「バスタブに水が溜まる」ように、患者さんの数がどんどん増えて20倍になり、今ではスタッフ58人、ユニット16台、売上も10倍近くになりました。

個人的に最も驚いたのが、予防歯科により商圏が大きく広がったことです。それまでは、歯科医院を中心として1キロ圏内に住んでいる、町内の患者さんしか来ていなかったのですが、「予防歯科に強い」というブランディングが浸透するほど商圏が拡大し、近隣の市はもちろん、埼玉県全土、そして東京からもやって来るようになったのです。

これは予防歯科というブランディングの効果に加え、利益を再投資し続けて医院の規模をどんどん大きくし、設備も整えていった結果でもあります。なお、そうして歯科医院を大規模化していくことのメリットについては、第4章で詳しく解説します。

ただし、私が予防歯科を始めた当初は、予防の重要性はほとんど知られておらず、患者さんに一からそれを伝え、ブランディングにつなげていかなければならなかったので苦労しました。そうしたノウハウも後述していくとして、ここでは健康な人を対象にした予防歯科というビジネスモデルが、いかに成長の可能性を秘めているかを、知ってほしいと思います。

スタッフがやりがいを持って働くことができる

続いて、予防歯科導入により働き手にもたらさせるメリットについてご説明します。予防歯科を推進するうえでのキーパーソンとなるのは、実際に施術を行い、患者さんと接する歯科衛生士です。

歯科業界は現在、求人難であり、特に歯科衛生士の数が圧倒的に不足しています。新卒歯科衛生士の求人倍率は、全国歯科衛生士教育協議会の「歯科衛生士教育に関する現状調査の結果報告」によると、２０１０年度で11・９倍と、すでに相当な売り手市場でしたが、その傾向はさらに強まり、２０１８年には21・０倍となっています。

新卒の歯科衛生士は、21軒に1人という割合でしか来ないということです。「人手不足」と騒がれている社会全体の求人倍率が1・6倍程度ですから、いかに絶望的な数字かが分かります。

こうした状況下で、自院で末永く働いてもらうためには、働き手に相応のメリットを提供する必要があります。

最も分かりやすいメリットは、「給料が高い」ということですが、使える人件費には限界があります。「他院の1・5倍、2倍の給料を払ってでも人を集める」というような手法がとれるところは、ほんの一握りでしょう。

では、給料のほかにどのようなメリットを提示すればいいのか。

まずは、「安心して働ける労働環境」です。社会保障をつける、清潔感のある医院にするといったことは、当たり前に行う必要があります。

そうした努力に加えて行うべきが、予防歯科の導入推進です。

歯科医院において、予防歯科を通じ働き手が得られる一番のメリットは、「やりがい」です。

治療を柱とした歯科医院では、主役はあくまで歯科医師であり、歯科衛生士はどうしても助手的な扱いとなってしまいます。国家資格保有者であるにもかかわらず、医師に顎で使われてしまう……。そこに不満を持つ歯科衛生士は多いと推測します。

予防歯科においては、指示は歯科医師が出すにせよ、現場では歯科衛生士が主体となって、患者さんに対する施術と指導を行います。予防歯科の効果を理解していれば、まさに自分が患者さんの人生を変えていくという使命感を持って仕事ができます。

これは歯科衛生士だけでなく、働くすべてのスタッフにも当てはまります。予防歯科が患者さんに多大なメリットをもたらすのは間違いありません。自分の仕事が、目の前の患者さんの人生を幸せにするものであると理解していれば、それが大きなやりがいとなるはずです。

また、予防歯科では患者さんが定期的に通ってきますから、付き合いも自然と長くなり、次第に気心の知れた関係となっていくこともあるでしょう。そうした相手に対し、より喜んでほしいという思いを持つことが、最新技術の勉強をしたり、より良い接客を心掛けたり、といった向上心にもつながります。そうして得た知識を患者さんのために使った結果、さらに患者さんから感謝され、直接「ありがとう」という言葉をもらえるという正のサイクルにより、働き手のモチベーションはどんどん上がっていきます。

人生において、職場で過ごす時間は、短いものではありません。したがって、職場で過ごす時間がただ生活のためだけのものであったり、退屈や苦痛だったりすれば、人生もまた色あせてしまいます。

やりがいやモチベーションというのは、幸せに働くための原動力となるものです。

こんな逸話があります。

あるところに、3人のレンガ積み職人がいました。

職人Aは、レンガを積むことを「労働」と考えて、生きるために仕方なくレンガを積んでいます。彼にとってレンガを積むのは苦痛であり、積み方も雑です。本人も口を開けば愚痴ばかりで、相当なストレスを抱えています。

職人Bは、レンガ積みを「仕事」としてとらえています。そしてその仕事があるからこそ、家族を養うことができていると考えています。彼はそれなりに丁寧にレンガを積み、愚痴も言わずに自分の役割をこなしています。

職人Ｃは、まずレンガを積む「目的」を知っています。それは「歴史に残る大聖堂を作る」というものです。完成すれば、そこで多くの人々が祝福を受け、悲しみを払う……。そう思いを馳せながらレンガを積む彼の様子は実に楽しそうで、仕事ぶりも極めて丁寧。「こんな仕事に関われて幸せだ」と日々思いながら、働いています。

予防歯科を通じ、自分が主役となって患者さんを幸せにする。そうした目的意識は、レンガ積み職人にとっての「大聖堂」にあたるものであり、「こんな仕事に関われて幸せだ」という感謝へとつながっていきます。

日々、そのような意識で働いてくれるようになれば、使命感、責任感が生まれます。自分についてきてくれている患者さんを放置して辞めるようなことは、よほどのことがない限りないでしょう。

予防歯科は、働き手の人生を豊かにする手段としても機能し得るものであり、そうした働きがいのある職場を作るのも、経営者として非常に大切なことです。

労働力の減少に歯止めをかけ、社会保障費を削減

最後に、予防歯科が社会にもたらすメリットを述べたいと思います。

予防歯科を広めていくことができれば、それが大きな社会貢献になるのは間違いありません。

口腔内の健康が全身の健康につながるというのは、科学的にも明らかです。

前述のとおり、予防歯科によって命に関わる病気にかかるリスクが減り、末永く健康で暮らせる確率が上がります。「人生１００年時代」といわれるようになった昨今、確かに医療の発展により、平均寿命は延びました。

ただし、寿命が長くなるというのは、いいことばかりではありません。いくら長寿であっても、最後の10年、20年も要介護状態であったなら、ＱＯＬ（人生の質）が高いとはいえないでしょう。介護を受ける期間をできるだけ短くおさえること、理想をいえば「ピンピンコロリ」であの世へと旅立つ。そうした人が多くなるほど、国全体の幸福度が上がるのではないでしょうか。

口腔内を末永く健康に保ち、高齢になっても健康で過ごせるなら、それで各人のＱＯＬが高まるとともに、要介護になる人が減っていくでしょう。

そうして健康な人、元気な人の割合が増えていったなら、現在日本が抱えている最大の課題の一つに、解決の道筋がつくはずです。

その課題とは、「社会保障費の膨張」にほかなりません。

世界で最も高齢化が進み、10年以上前から「超高齢社会」となっている、日本。総務省統計局の調査では、２０１９年の総人口に占める65歳以上人口の割合（高齢化率）は28・４％です。また、内閣府の平成30年版高齢社会白書によると、２０６５年には約２・６人に一人が65歳以上、約３・９人に一人が75歳以上になると推計されています。

高齢化の波は、もはや止めることはできません。本質的に解決するには、出生率を上げるところから着手せねばならず、仮にそれに成功したとしても、いうまでもなくその効果が出るには長い時間がかかります。

現状において、より早急な対策が必要です。

社会的に見ると、高齢化の影響が最も顕著に表れるのは経済です。今のままの状況で高齢化が進んでいくとしたら、15歳から65歳までの生産年齢人口が減り、国としての労働力が失われていきます。現在は、ＩＴ技術の発達による働き方の多様化などもあり、労働力はある程度維持されていますが、中長期的に見れば必ず労働力も減少します。

人口は減り、生産年齢人口も減っていく……。その現実を受け入れたうえで、どんな対策ができるのか。

社会を現在の水準で維持していくためには、65歳以上の高齢者に、元気に働き続けてもらうしかありません。例えば、生産年齢人口を事実上10年引き延ばせるなら、かなりの労働力が確保できます。税収も上がり、社会保障費の不足分を補充できます。また、高齢者が健康でいれば、社会保障費の半分近くを占めている医療や介護の費用を減らすことができます。高齢者が増える分だけ、そのインパクトは大きくなっていきます。

税収が上がり、社会保障費が下がる。

そんな相乗効果が生まれ、日本経済の永遠とも思える停滞から抜け出すきっかけとなる可能性は十分にあります。

そして、高齢者の健康を保つうえでのカギとなるのが、予防歯科なのです。

国も予防歯科推進に舵を切っている

口内を健康に保ち、病気を予防していくことが、国家を変えるきっかけとなる。

そういうと大げさに聞こえるかもしれませんが、これは絵空事ではありません。

口腔ケアが社会保障費の削減につながる、より具体的なデータを挙げるなら、まず「入院患者に対する口腔機能の管理により、在院日数が減少した」という統計学的な事実があります。それによると、消化器外科で約10日、心臓血管外科でも5日以上、入院している日数が短くなりました。

また、「要介護の人々に口腔ケアを2年間、実施したところ、肺炎の発症率が有意に下がった」というデータもあります。この研究では、2年後の肺炎発症率が口腔ケアを行っていない人の発症率が19％だったのに対し、行った人の発症率が11％だったと報告しています。前述のとおり、高齢者の死因の上位を占める肺炎の96％は、食べ物や唾液などが誤って気道内に入ることで起こる「誤嚥性肺炎」であるとされています。そして、誤嚥した際に、口腔内の歯周病菌が肺に悪影響を与え、肺炎を引き起こしているのは間違いないと見られています。口腔ケアにより肺炎の発症率が下がるとすれば、それがそのまま高齢者の死亡率を下げることにつながります。

この二つの研究に関して、先に挙げた研究結果をはじめ、さまざまな科学的論拠から、政府は予防歯科のポテンシャルを認めており、すでにその推進に舵を切っています。

それを示す政府の見解をいくつか挙げておきます。

2018年12月14日に公布された「健康寿命の延伸等を図るための脳卒中、心臓病その他の循環器病に係る対策に関する基本法」の附則第二条に、次のような文言があります。

「政府は、肺塞栓症、感染性心内膜炎、末期腎不全その他の通常の循環器病対策では予防することができない循環器病等に係る研究を推進するとともに、その対策について検討を加え、その結果に基づいて所要の措置を講ずるほか、歯科疾患と循環器病の発症との関係に係る研究を推進するものとする。」

２０１９年６月21日に閣議決定された「経済財政運営と改革の基本方針２０１９」。人づくり革命や働き方改革など、政府が推進する成長戦略の要となるもので、今後の国家運営の解説書でもあります。

その中に、以下のような文章が入っています。

「口腔の健康は全身の健康にもつながることからエビデンスの信頼性を向上させつつ、国民への適切な情報提供、生涯を通じた歯科健診、フレイル対策にもつながる歯科医師、歯科衛生士による口腔健康管理など歯科口腔保健の充実、入院患者等への口腔機能管理などの医科歯科連携に加え、介護、障害福祉関係機関との連携を含む歯科保健医療提供体制の構築に取り組む。（抜粋）」

また、同年の「成長戦略フォローアップ」でも、次のように述べています。

「全身の健康にもつながる歯周病などの歯科疾患対策を強化するため、現在10歳刻みで行われている歯科健診の機会を拡大し、歯科の保健指導を充実することについて、検証の結果を踏まえ、2020年度までに検討に着手し、速やかに結論を得る。あわせて、歯科健診の受診率の向上を図るとともに、健診結果に基づき、必要な受診を促す実効的な取組や、全身疾患の治療が必要な可能性がある場合の医科歯科連携を推進する。(抜粋)」

このように、公的文書ではっきりと、口腔ケアの重要性を指摘しており、今後は国を挙げて予防歯科の取り組みに力を入れていくという方針も明らかです。

もう一つ、国が予防歯科に舵を切っているのが分かるのが、「か強診」(かかりつけ歯科医機能強化型歯科診療所)の新設です。この認定を受けた歯科医院は、保険制度内で虫歯や歯周病の重症化予防を継続的に実施できます。予算を割いてでも予防歯科に取り組もうとする姿勢から、いかに国が本気であるかが伝わってきます。

現在「か強診」の認定を受けていない歯科医院が、あまりに多いと私は感じています。施設基準を満たすなどのハードルがあるにせよ、「か強診」は今後の時代に生き残るうえで必須ですから、一刻も早く取得に動くのをおすすめします。

国が日本の将来を語るなかで、歯科業界および予防歯科に注目し、それを成長戦略に組み込んでいるわけですから、経営的に考えても、この追い風に乗らない理由はないはずです。

近い未来、予防歯科のブランドをつくれなかった歯科医院は、どんどん淘汰されていくと私は見ています。

今まで治療をメインとして経営してきた歯科医院が、いきなり予防歯科専門へと舵を切るのは難しいため、当面は治療を続けながら、少しずつ予防歯科の割合を伸ばしていくというのが、現実的であると思います。

しかし、歯科医師として社会貢献するためには、ぜひ予防歯科の導入拡大を、真剣に検討してほしいところです。

コラム

私が「経営者」になるまで②

独立して経営者となった私の医院「かみむら歯科医院」の建設地は、自宅の隣の土地でした。ユニット3台、スタッフが4人という規模でのスタートで、当時としては平均的なサイズの歯科医院でした。

開業してすぐ、患者さんはやって来ました。3カ月後には1日40人を診るようになり、多い時には70人の患者さんが来院しました。

経営がすぐに軌道に乗り、私は大いに気を良くしました。

その後の歩みも極めて順調で、収入は緩やかながらずっと右肩上がりに増えていきました。特に新しいことをやらずとも、患者さんが途絶える日はありませんでした。

忙しい日常が続くなか、「歯科医師になって正解だった」とうれしく思い、日々の診察に精を出していました。

この盛況は、10年ほど続きました。

「もう何があっても、大丈夫だろう」

そんな感覚を持ち、すっかり安心してしまいました。

経営者としての視点を持つことなく、一人の歯科医師として目の前の患者さんをとにかくこなしていくことばかりに注力してきた日々……。そのほころびが現れたのが、開業して10年目の夏でした。

それまで右肩上がりだった患者数が、減少に転じたのです。

最初は何が起きたのか、よく分かりませんでした。

「またすぐに、元に戻るさ」

そう気楽に考えていましたが、売上が再び上昇する気配がありませんでした。

改めて周囲を見回すと、近隣には真新しい歯科医院が相次いで開業していました。

地域の患者さんは、どうやらそこに向かっているようでした。

そうして新規の患者さんの数がどんどん減っていきました。その一方で、通って来る患者さんも、治療が終われば、もう来なくなってしまいます。

一番多い時で月に４００枚もあったレセプトも、２００枚を切るようになりました。

なにより恐ろしかったのは、患者さんの減少に歯止めをかける術がない、ということとでした。

医院や設備を新しくすれば、確かに一時的に患者さんが増えるかもしれませんが、それを維持するためには、コンスタントに大きな投資が必要です。将来を見れば、患者さん全体の数が減っていくのが明らかなのに、施設に投資し続け、借金を重ねるというのは不合理であり、とてもやっていけるとは思えませんでした。

今考えれば、この時期の自分は、まだまだいっぱしの経営者とはいえず、一人の歯科医師として悩み続けていたように思います。

お金を都合する方法も、患者さんにアピールする戦略も、他院との効率的な差別化方法も、経営的な目線では何一つ発想できていませんでした。

結局は何もできぬままに手をこまねいていることで、気持ちがだんだん萎えてきました。そして銀行通帳がマイナスになった時点で、閉院という言葉が頭をよぎりました。

ただ、そこで簡単にあきらめるわけにはいきませんでした。

家族も養っていかねばならず、抱えているスタッフに対しても、責任がある。ここで自分が踏ん張らねば、多くの人が不幸になってしまう……。
そんな思いが頭の中を占め、夜も眠れぬ日々が続きました。
何か、あるはずだ。現状を変える何かが。
毎日ひたすらに、考え続けていました。

第3章

「患者教育」と「スタッフ育成」がポイント

予防歯科導入のためのノウハウ

経営者としての意識が、希薄になってはいないか

予防歯科の導入、そして推進を目指すうえでの前提として求められるのは、経営者としての意識です。

第1章でも述べたとおり、歯科医院を営む歯科医師たちの多くが、経営者としての意識が希薄であると感じます。

雇われの医師なら、「腕のいい職人」であれば十分でしょうが、医院を運営する立場にあるなら、ただの職人では不十分です。

厳しい時代を生き残るには、どうやって集患し、他院といかに差別化し、どのようにして人材を確保するかといった経営戦略が極めて重要です。

それにもかかわらず、経営について無頓着であったなら、残念ながら生き残るのは難しいと言わざるを得ません。

雇用契約、就業規則、福利厚生……企業なら当たり前に行っている契約や保障を、きちんとそろえているでしょうか。「忙しいから」「面倒だから」「今までも大丈夫だっ

たから」と後回しにしてはいませんか。
そうした企業としての根幹を疎かにすると、必ずのちに、手痛いしっぺ返しを食らいます。

経営者としての最も重要な仕事は、理念やビジョンをスタッフと共有することです。自分は何のために歯科医院を営んでいるのか。どんな歯科医院にしていきたいのか。そうしたことを経営理念としてまとめ、明文化してほしいと思います。

経営理念は、自らの経営の軸となるものであり、迷ったり、困難にあたったりした際の拠り所となるものです。また、社員の行動指針ともなり、理念が浸透していくほど、スタッフが同じほうを向いて進むことができるようになります。

理念が社会的にも有意義なら、スタッフは誇りを持って働けるでしょうし、理念に共感した優秀な人材の採用にもつながるかもしれません。社外にも理念に共感してくれる人が現れ、応援してくれます。

経営理念ができたなら、それに基づいて、より具体的な整備を行っていきます。改めて、先にご紹介した「経営環境10のチェックリスト」と、ここから解説していく内容をもとに、労働環境を整えていってほしいと思います。

労働環境をしっかり整える

第1章でも触れたとおり、今後の歯科経営における最大のリスクの一つは、人材不足です。歯科衛生士の数が大きく増えるか、歯科医院の数が大きく減らない限り、求人倍率が20倍を超えるほどの売り手市場が解消されることはないでしょう。したがって、少なくとも向こう10年は、今のような売り手市場が続くと予想されます。

そのようななかで、どのように人材を確保するのかというのは、経営的に極めて重要な課題であり、その成否によって歯科医院の命運が左右されるということは十分にあり得ます。現に、人が足りなくて閉院するしかなくなったという話を、最近よく耳にします。

人材不足であることは、歯科医院の経営者なら誰もが分かっているところでしょうが、その課題との向き合い方は、千差万別です。「広告費をかけて求人を出せばなんとかなるだろう」という人もいれば、「知り合いのつてを使って探せば、きっと人は見つかる」という人もいるでしょう。
ただ、そうした楽観論は禁物です。自己資金や中長期計画といった経営的観点も含め、冷静に現実を見つめてほしいと思います。そしてそのうえで、複合的に施策を打っていくべきです。

人材確保を考えるなら、まずは雇われる側の気持ちを想像し、労働環境をしっかり整えるべきです。福利厚生は手厚いに越したことはありませんが、そのなかで最も重要なのは、社会保険への加入です。

一般企業で働く方々からすると、「何を当たり前のことを言っているのか」と思うでしょうが、個人経営が圧倒的に多い歯科業界では、社会保険に入っているところはほんの一握り。私の感覚だと1割あるかどうか、といったところです。

求人倍率20倍を超える超売り手市場においては、働く側の選択肢はいくらでもあります。例え社会保険つきでの雇用を謳う歯科医院が10軒に1つであっても、労せずそこに入れます。実際に、歯科衛生士の専門学校などでは、生徒に対し「社会保険に入っていないようなところには行かないほうがいい」というお達しが出ているといいます。社会保険に加入していないという時点で、就職先としての選択肢から外れる。それが現実なのです。

歯科衛生士をはじめとした人材がいなければ、予防歯科は成り立ちません。小規模な個人経営の歯科医院では社会保険加入による出費は大きなものかもしれませんが、将来への投資と考えて、必ず入っておくべきです。

人材獲得という観点からいっても、全体の1割程度しかいない「社会保険完備」の歯科医院に入るわけですから、未加入のところよりも人が集まりやすくなるのは間違いありません。応募が来るまで高い広告費を払い続けるくらいなら、最初から社会保険へ予算を回すことをおすすめします。

なお、法人か、または常勤スタッフが5人以上いるのであれば、社会保険への加入義務があります。万が一、該当するのに入っていないとすれば、最悪「6カ月以下の懲役または50万円以下の罰金」が課せられる可能性があります。そうした事態になれば、社会的な信頼は地に落ちるということを、付け加えておきます。

有給休暇をきちんと定めておく

社会保険のほかにもう一つ、整えておくべきなのが、「有給休暇」です。

例えば歯科衛生士が一人しかいないような歯科医院だと、そのスタッフが休んでしまえば衛生業務が難しくなるため、有給休暇どころか休みすら満足に与えていないこともあります。まさに「ブラック企業」ですが、近年はインターネットにより、そうした歯科医院の情報がどんどん表に出るようになっています。そして当然、そんな歯科医院に働き手が来るはずもありませんから、今後はいち早く淘汰されていくでしょう。

スタッフに休みを与えるのは当たり前ですが、有給休暇もきちんと定めておくべきです。これは求人で有利という観点だけではなく、社会的な要求に応えるという意味でも重要なことです。

日本企業は、世界的に見ても有給休暇の消化率が低い傾向にあります。例えば２０１８年にエクスペディア・ジャパンが発表した「世界19ヶ国 有給休暇・国際比較調査2018」では、日本は有給取得率、取得日数ともに19カ国で最下位でした。その有給消化率は50%で、ワースト2位であるオーストラリアの70%を大きく下回っています。

そうした背景から、政府は2018年の「働き方改革関連法」で、「10日以上の有給休暇が付与される全ての労働者に対し、毎年5日間、時季を指定して有給休暇を取得させること」とし、これを雇用側の義務としました。

こうした潮流から、日本でも少しずつ「有給休暇はとって当たり前のもの」という認識が広がりつつあると感じます。

そうして働き方に対する価値観が変わっていくなかで、求職者もまた「有給はあって当たり前」と考えるようになっていくのは、自然なことです。したがって、雇う側としても、あらかじめ有給休暇をしっかりと与えられるような環境をつくっておかねばならないのです。

法律面の整備でトラブルを回避

労働環境を整えるのは、人員確保のためだけではありません。

特に法律面を整備することにより、スタッフとの間で起こるトラブルを予防する、という重要な役割もあります。

スタッフとのトラブルが発生した際、雇用契約や就業規則がきちんと定められていなかったなら、ダメージがはるかに大きくなります。もしそのスタッフが労働基準監督署に駆け込んだなら、労務問題に発展しかねません。

一般企業であれば、こうした法律面の整備というのは当たり前に行われています。しかし個人経営の歯科医院では、それがなおざりになっていることがほとんどであると感じます。

繰り返しになりますが、確認です。

スタッフと雇用契約をきちんと交わしていますか。

賃金規定は、明確ですか。

就業規則は、整っているでしょうか。

もし一つでも、手が回っていないことがあれば、すぐにでも対応すべきです。

こうした点を明文化していない歯科医院がほとんどだと感じますが、それは大きなリスク要因です。私の周りの歯科医院でも、雇用契約や就業規則をしっかりと定めていなかったおかげで、ひどい目にあった医院がいくつもあります。

例えば、とある歯科医院のスタッフは、3カ月の試用期間を終えて本採用になったとたん、態度が急変しました。無断遅刻は日常茶飯事で、時には無断欠勤まであったといいます。経営者はもちろん、そのスタッフに対し、解雇を宣告しました。

スタッフはそれを不服とし、決着は裁判でつけることになりましたが、雇用契約がおおざっぱであったこと、そして具体的な勤務時間を正式な文章で示していなかったことなどが原因で、「解雇は不当である」と裁判所に判断され、結果的に裁判期間分の給料と慰謝料200万円を、そのスタッフに支払わねばならなくなりました。

倫理的には、明らかに相手が悪いのに、慰謝料まで支払う……。その経営者の落胆は、相当なものでした。

日本においては、労働者の権利のほうが強い傾向があり、どんなにひどいスタッフでも、簡単には解雇できません。無断欠勤は、判例では2週間以上続いた時点での解雇は認められていますが、逆にその前に解雇してしまえば、訴えられた時に負ける恐れがあります。「無断欠勤が一週間も続けば、常識的に十分に解雇できる」と考えている人は多いと思いますが、雇用契約や就業規則であらかじめ定めておかない限り、むしろ裁判では相手のほうが有利になってしまうのです。

ここまで、法律面の整備について述べてきましたが、かく言う私も、最初からすべてをそろえたうえで開業したわけではありませんでした。規模が大きくなるにつれ労務上のトラブルや患者さんとのトラブルが多くなり、それを解決していくなかで、法律面の整備の必要性を痛感し、整えていったというのが正直なところです。

就業規則の草案や賃金規定、雇用契約書などは、弁護士や社会保険労務士からアドバイスをもらって作り、改訂を重ねてきました。特に就業規則は、トラブルが起こるたびに、その反省を踏まえて繰り返し改訂しています。そうしてどんどん、抜けや穴を修正していくと、あらゆるトラブルに対処できるようになってきます。

法律に関わるトラブルというのは、感覚的なことでは解決しません。また、自分が出会うあらゆる人が善人であるわけではありません。経営者としては、自らの城を守り、仲間を守るためにも、法律面の整備によって自衛力を上げておくべきです。

ほかの企業と同じく、歯科医院も、人的トラブルによる経営リスクを下げるべく、コンプライアンスを重視し、ガバナンスを強化していく必要があると私は考えています。そのためにも歯科医師は、経営者としての意識をしっかりと持つ必要があるのです。

カルテを確実につけ、経営リスクを減らす

昔は、歯科医院が施す治療に対し、患者さん側の知識は乏しく「よく分からないけれど先生にお任せします」という人がほとんどでした。ですから歯科医師も、細かな治療の説明を省き、カルテのつけ方がある程度いい加減でも、特に問題は起きませんでした。痛みを取ってほしいという主訴であれば、すぐに神経を取ることで痛みがな

くなり、患者さんは満足して帰っていきました。

しかし現代においては、患者さんはインターネットを介してさまざまな知識を得たうえで、治療にやってきます。「神経を取るのは歯に悪い」と思っている人が増えており、昔と同じような感覚で神経を取ってしまうと、クレームにつながりかねません。

例えば、虫歯の痛みのない状態で来院した患者さんを診断してみると、虫歯が思いのほか深く、神経の近くまで達していたとします。それを、患者さんのためを思って、できる限り神経を取らずに済むような治療を施しても、結果的に削った刺激から歯が痛むようになり、神経を取らなければいけなくなった……。比較的よくあるケースですが、こうした過程のなかで、どのような方針で治療を行い、どういった工程を踏んでいるのかを、きちんと説明していなかったとしたら何が起きるのか。

医療的な知識をある程度持っている患者さんの立場からすれば、「痛くもなかった歯を削られたうえ、何度も治療に通わされ、最後に神経まで抜かれた」ということになります。患者さんの意向に沿って、せっかく神経を残す努力をしても、「少しでも治療を多く続けるための詐欺行為だ」と思われたら、訴えられかねません。これはやや極端な例ですが、現代では歯科医師がベストを尽くしたとしても、説明不足な面があると、このように患者さんから責められるリスクが多分にあるということです。

そんな際の自衛の要となるのが、カルテです。

前述の例でいえば、「神経を残して治療した場合、患部と神経との距離が近いので痛みが出る可能性があります」と事前にしっかり説明しておくこと。そしてそのうえで、それをカルテとしてきちんと残しておくことで、のちに「言った、言わない」という水かけ論になるのを防ぐことができます。

医師としては、自らが調べた知識を持って来院する患者さんの要望には、できるだけ真摯に耳を傾けつつ、プロとして医学的見地からの意見も述べる必要があります。患者さんの言うことだけを聞いていては治療の結果が悪くなりますが、かといって要望を無視していたらトラブルが起きますから、双方の落としどころをきちんと見極め、納得のいく治療ができる医師が、現代における名医であると私は思います。

数字に敏感になる

経営者にとって、経営の基本的な指針となるものの一つが、数字です。

私は開業当時から患者数や売上などの業績の推移をデータとして記載し続けてきました。そして、レセプト枚数をはじめとした数字に対して常に意識を払い、経営方針の微調整を行ってきました。

経営を感覚的に行っていると、実際に患者数が増えたのか減ったのかも、正確には分かりません。「最近、忙しいから経営はきっとうまくいっている」「新規の患者さんの数が、なんとなく増えたような気がする」……。こうしたあいまいな感覚をもとに物事を決定してしまうようでは、経営者としては優秀とはいえません。

三菱グループの創業者である岩崎弥太郎は、次のように述べています。

「樽の中の酒を保とうとするには、栓よりも底漏れの方を大事と見なければならない」

酒樽の栓が抜けるような大きな変化は誰でも気づくものだが、底から少しずつ漏れ出すという小さな変化にも気づけてこそ、樽の中の酒を常に保つことができる。小さな変化にも気を配ることが、経営者にとって重要であると、岩崎弥太郎は説いているのです。

優れた経営者は、数字の微妙な変化だけで、会社の現状を正確に読み取るとともに、どこを伸ばし、どこを改善すればいいのかが分かります。もちろん、誰もが「稀代の経営者」になれるわけではありませんが、少なくともあらゆるデータを取り、数字として記録しておくことで、自院の過去と現在、過去の経営的選択の結果や自らが行った施策の可否が、はっきりとした客観的な事実として分かります。そしてデータを積み上げていくと、どの数字にはどういった意味があり、どこが改善されれば売上が伸び、逆にどこが落ちると売上が減るのかという、傾向も見えてきます。

歯科医院を経営するうえでも、経営者は数字に敏感でなければなりません。

なお、経営的な数字というのは、銀行からお金を借りる際にも非常に重要なものです。昔は、銀行も担保主義でお金を貸していましたが、現在では、担保よりも決算の数字を重視するようになっています。細かな数字にまで注意を払い、決算を常に良くしておくことで、借入の際の金利がより低く抑えられます。私の場合、そうした努力を続けてきたのが功を奏し、現在では0・4%を切るような低金利で、億単位の大きな金額を借りられるようになりました。詳しくは後述しますが、予防歯科で成功するには、規模を出すことが一つのポイントになります。

今よりも規模を大きくするには多くの場合、銀行からの融資が必要になるでしょう。銀行を論理的に説得し、融資を引き出すためにも、数字には常に敏感であるべきなのです。

「かかりつけ歯科医機能強化型歯科診療所」の認定を受ける

医療機関には、さまざまな認可制度がありますが、今後の歯科医院の経営を考えるうえで、絶対に受けるべき認定があります。

それが、先にも述べた「かかりつけ歯科医機能強化型歯科診療所」（か強診）です。か強診は、２０１６年の診療報酬改定で新たに制定された制度で、その認可を受けた歯科医院では虫歯や歯周病の重症化予防に関わる処置に保険の適用が継続的に認められるようになります。

この制度の意味合いは、実は非常に大きなものです。

厚生労働省が、国民の健康を保ち、医療費を抑える施策の一つとして、予防歯科医療を後押しすると宣言したに等しいからです。この一事だけをとっても、国が「治療から予防へ」と舵を切っていることがうかがえます。そうした潮流に乗り遅れた歯科医院は、例え今は順調でも、近い将来に苦戦することになるだろうと私は見ています。

そして、予防歯科を始めるにあたりまず必要になるのが、「か強診」なのです。

これは、歯科医師の間でもよく理解されていないように感じますから、改めて解説しておきます。

「か強診」は、包括的な予防医療の中核となる歯科医院に対する認定制度です。予防に加え、近隣の医療機関や介護保険施設、地域包括支援センターと連携しながら、切れ目のない医療を提供する地域完結型医療を推進することも求められます。

具体的には、次の11項にわたる基準を満たした施設に対し、厚生労働省の認可が下ります。

1. 過去1年間に歯科訪問診療1又は2、歯周病安定期治療及びクラウン・ブリッジ維持管理料を算定している実績があること。

2. ①偶発症に対する緊急性の対応、医療事故及び感染症対策等の医療安全対策に係る研修、②高齢者の心身の特性、口腔機能の管理及び緊急時対応等に係る研修を修了した常勤の歯科医師が1名以上配置されていること。

3. 歯科医師が複数名配置されていること又は歯科医師及び歯科衛生士がそれぞれ一名以上配置されていること。

4. 診療における偶発症等緊急時に円滑な対応ができるよう、別の保険医療機関との事前の連携体制が確保されていること。

5. 当該診療所において、迅速に歯科訪問診療が可能な歯科医師をあらかじめ指定するとともに、当該担当医名、連絡先電話番号等について、事前に患者等に対して説明の上、文書により提供していること。

6. 当該地域において、在宅医療を担う保険医療機関と連携を図り、必要に応じて、情報提供できる体制を確保していること。

7. 当該地域において、他の保健医療サービス及び福祉サービスの連携調整を担当する者と連携していること。

8. 口腔内で使用する歯科医療機器等について、患者ごとの交換や、専用の機器を用いた洗浄・滅菌処理を徹底する等十分な感染症対策を講じていること。

9. 感染症患者に対する歯科診療について、ユニットの確保等を含めた診療体制を常時確保していること。

10. 歯科用吸引装置等により、歯科ユニット毎に歯の切削時等に飛散する細かな物質を吸引できる環境を確保していること。

11. 患者にとって安心で安全な歯科医療環境の提供を行うにつき次の十分な装置・器具等を有していること。①自動体外式除細動器(AED)、②経皮的酸素飽和度測定器(パルスオキシメーター)、③酸素供給装置、④血圧計、⑤救急蘇生セット、⑥歯科用吸引装置

なかなか厳しい基準であると感じる人は多いでしょうが、「か強診」の認定を受けないと、本来であれば保険制度を使った予防歯科医療ができません。

例えば、予防歯科で3カ月後に来院してもらうとして、「か強診」認定施設なら3カ月後の受診でも再診扱いになり継続的に予防業務を行うことができますが、もし認定を受けていないなら、月のレセプトが2枚空くと、同じ患者さんであっても初診

扱いになります。初診なら継続管理にはならず、保険制度上は予防医療として認められません。したがって、予防歯科には「か強診」の認定が必要なのです。

この事実は、意外に知られていないように私は思います。なぜかといえば、「か強診」の認定を受けている歯科医院があまりに少ないからです。認定を受けた施設として実際に稼働しているのは1割に満たないかもしれません。このような現実は、日本で予防歯科がまだまだ広まっていないことの表れでもあります。

なお、「か強診」の認定基準は、診療報酬の改訂ごとに厳しくなっています。認定制度は、最初はある程度緩くしておいて取得数を増やし、次に質を上げるために門を狭めていく、というのが常套手段ですから、今後は基準がさらに厳しくなることが予想されます。一刻も早く、認定を受けておくべきです。

「か強診」には、認定を受けただけのメリットが十分にあります。保険制度のもとで予防歯科を行えるようになることに加え、自院の医療内容や設備水準が比較的高いという証明にもなります。よりハイレベルな環境で働きたい医療者にとっては特に、就職先を選ぶ際のポイントになるのは間違いありません。

予防歯科シフトは「患者教育」がポイント

予防歯科へのシフトをうまく進めるために最も重要なのが、患者さんに対する啓蒙活動です。予防歯科の大切さをきちんと伝えられるかで、経営の成否が分かれます。

患者さんの立場からすると、歯科医院はいまだに「痛くなったら行く場所」であり、できれば行きたくないところです。そうして虫歯が悪化して痛みが出るまで放置し、治療を終えればまた来なくなる……。そんな行動を、多くの人が続けています。

「痛くなったら行く」という発想の人の歯は、それまで放置されるわけですから、基本的にどんどん悪くなっていきます。歯周病も重症化すれば、もはや取り返しがつきません。その人は、残りの人生から、食べる喜びの一部を奪われ、全身疾患にかかるリスクが上がった状態で過ごしていくことになります。

私たち歯科医師がやるべきは、治療だけではありません。重症化にストップをかけるべく、患者教育を行うとともに、その行動変容を促していくのも、専門家としての責務であり、社会的にも大切な使命ではないでしょうか。

痛くないと歯科医院に行かない人々は、虫歯や歯周病の概念を分かっていないということにほかなりません。

虫歯で痛みを感じる状態は、虫歯菌がすでに神経にまで到達し、神経を取らねばならない〝重症〟であること。歯周病は、歯周病菌により引き起こされ、症状がなくても進行していき、歯がぐらぐらした時点で末期であること。歯科の関係者であれば当たり前の知識も、まだまだ一般的には知られていないと考え、きちんと伝え広めていく努力をすべきです。


過去に行われた「人生の振り返り」に関するアンケート調査において、「健康について後悔していること」の第1位は、「歯の定期検診を受ければよかった」となっています。健康は、本人としては失って初めて分かるものですが、その前に警鐘を鳴らし、意識を改善することで、重症化を防ぐというのが、私たちがすべきことです。

予防歯科の大切さを訴え、それを理解してくれた患者さんが定期的に通ってくれるようになれば、それがなにより本人のためになるうえに、経営も安定します。そうした観点から、患者教育を行っている歯科医師は、まだまだ少ないように感じます。

現在、予防歯科の一般的な認知度はいまだ低く、看板を掲げたからといってすぐに患者さんが訪れるようなことはなかなかないでしょう。したがって、今治療に訪れている患者さんに対し、予防の重要性を説き、教育し、治療目的から予防目的の患者さんへと変えていくというのが、将来的に予防歯科の取り組みを広げていくために、まず行うべきことです。

予防への動機づけに力を入れる

治療で訪れた患者さんに対する予防教育は、一筋縄ではいきません。

実際に私も、予防歯科に本腰を入れ始めたころには、「なんで治療が終わったばかりなのに、3カ月後にまた来なきゃいけないんだ」と怒鳴りつけられたこともありましたし、「そんなに私で儲けたいのか」と冷ややかに言われたこともありました。患者さんとしては、数カ月も治療に通い続け、ようやく終わるというのに、「また通って来い」と言われたら、確かに腹も立つでしょう。

また、患者さんの多くは、私の説明を、うんうんとうなずきながら聞いているのですが、どうも分かっていないように思えることがよくありました。確かに、治療に気が行っている時に、じっくり耳を傾けてもらえないのは仕方のないところです。

そうした経験から、どうすれば患者さんに分かってもらえるか、よりスムーズに理解してもらうには何が重要かを、私なりに考え続け、試行錯誤しながら進んできました。

では、具体的にはどのように、患者教育を進めているのか。

今のように予防歯科のブランドができる以前の主訴は、必ず口腔内のトラブルでしたから、私はまずそこをすみやかに解決するようにしました。例えば主訴が痛みなら、それを素早く取ってあげれば、患者さんとの距離は縮まり、信頼関係が生まれます。教育に入るのは、それからです。

患者さんに対し、治療と並行して虫歯や歯周病について、概要を話します。歯、歯肉、歯槽骨といった口腔内の構造についても、合わせて解説します。そして、歯周病が進めば口腔内がどのようになり、どんなネガティブな症状が出るかといったリスクを指摘します。

こうして基礎知識をひととおり理解してもらったら、個々の症状に合わせて、より詳しく説明していきます。

歯周病の進行具合は、歯周ポケットの深さが一つの目安になりますが、患者さんに対しては「あなたの歯周ポケットは4ミリで、中程度の歯周病になっています」というように、数字を交えて正確に伝えます。レントゲンを使い、骨が減っている様子も、本来あるべき位置と現在の位置を比較して実際に見てもらいます。

そして、予防をせずにこのまま症状が悪化した場合の将来予測についても症例の写真を見せて解説します。

そこまでやって初めて、患者さんは予防歯科の重要性について考えるようになります。

分かりやすいパンフレットを作成しフォローアップ

こうした現場での取り組みに加え、患者さんに持ち帰ってもらうパンフレットの作成にも力を入れました。

私の医院では、歯周病、虫歯、ドライマウス、口臭など、たくさんの種類のパンフレットがあり、写真や絵図を多用して、分かりやすく内容が伝わるようになっています。その患者さんの症状やニーズに合わせ、現場での説明に加え、パンフレットを渡して「家に帰ってから読んでみてください」と勧めることで、フォローアップを行い

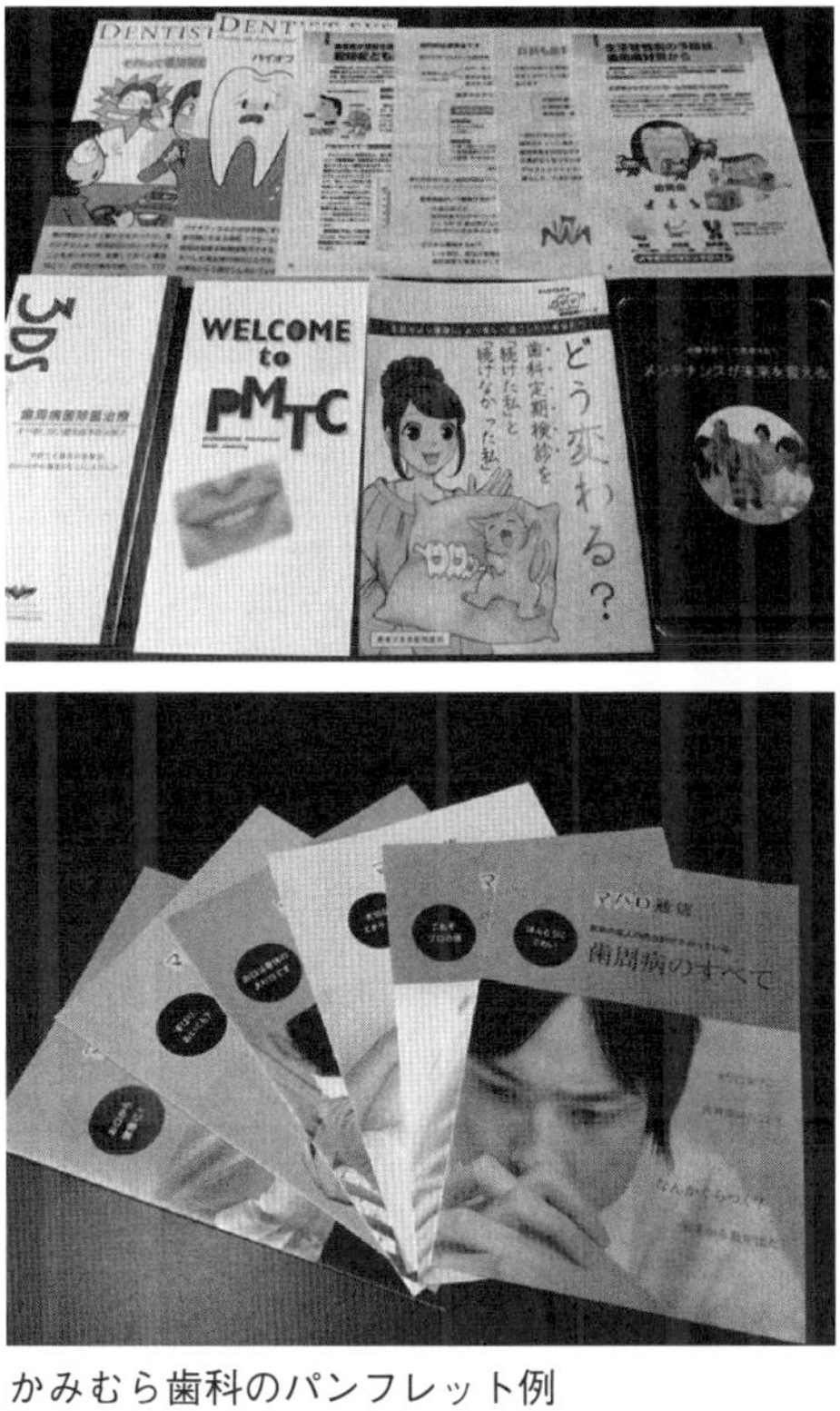

かみむら歯科のパンフレット例

ました。

このような啓蒙がうまくいくと、患者さんは治療が完了したのちに、3カ月後の予約を取ってくれます。逆にこの予約に難色を示すようでは、啓蒙に成功したとはいえないでしょう。


一方で日本では、そうした教育の場がありません。学校で行われる歯磨き指導も、結局は「何のために歯を磨くのか」がよく浸透していないままに方法論だけを教えるので、モチベーションが保てず、そのうちやらなくなります。

日本でまず必要なのは、患者さんに対する予防への動機付けです。そのためには、歯科医院に来た患者さんに対し、虫歯や歯周病の概念を解説する、自分の口腔内の状態を知らせるといった、教育を行っていくことが大切なのです。

患者教育ができるスタッフ育成の重要性

患者教育に力を入れる一方で、予防に関する知識と技術、そしてコミュニケーショ

図表６　予防教育の進め方

患者教育　歯周病についての概要を説明、**原因、予防**についても説明

歯周検査１　患者自身の**歯周病の状況と将来予測**について説明

スケーリング　歯面に付着するプラーク、歯石、その他沈着物を機械的に除去［２週間］

歯周検査２　治療効果の判定と**治ってきた実感を共有し、ともに喜ぶ**

SRP　歯肉縁下の根面を潤沢にする［１カ月］

歯周検査３　SRPの治療効果を判定、プラークコントロールの状態、歯肉の状態が安定的に良好になったことを確認し、安定期治療に入る

歯周病安定期治療　バイオフィルムの除去を主目的としたPMTCを行い**３カ月**後の予約をとる

歯周病安定期治療　**３カ月**ごとの予約をとり継続していく

ン力を兼ね備えたスタッフの育成も手掛けていかねばなりません。

「患者教育」と「スタッフ育成」は、予防歯科成功のための二つの柱であるといえます。

予防歯科を経営の柱に据える場合、自院の主役となるのは、実際の施術を担当する立場にある歯科衛生士です。質の高い歯科衛生士には患者さんがたくさん付き、月に１００人、２００人を受け持っている人もいます。こうして歯科衛生士に付いている患者さんは、その歯科衛生士を個人的に信頼し、アドバイスを受け入れ、商品をおすすめされれば購入したりもしますから、経営に与えるインパクトは決して小さくはあ

りません。

逆に、歯科衛生士の質が低いと、せっかく歯科医師の教育により患者さんが予防歯科の重要性を理解しても、患者さんは結局、よその歯科医院を探すでしょう。

自院の歯科衛生士をどのように育てればよいかは、患者さんのニーズから考えていくことで見えてきます。

患者さんにとって最も不快なのが、「痛み」です。通うたびに痛みがあるなら、当然行きたくなくなります。反対に、通うたびに口の中が爽快になり、歯ブラシで磨いても得られないような快感があって、気持ちよく帰れるなら、また行きたいと思います。理想をいえば、エステサロンに行くような感覚で、歯科医院に通ってきてもらえるようにしたいところです。そのためには、施術者である歯科衛生士の技術がものをいいます。

技術を上げるには、切磋琢磨するしかありません。歯科医師が、こまめに技術指導を行うとともにその技量をチェックし、評価制度を設けるなどしてモチベーションを保つといった取り組みをするべきです。

また、「患者さんが気持ちよく帰れる」という点でいえば、患者さんの悩みを引き出して適切なアドバイスを行う提案力や、患者さんの心をほぐすようなコミュニケーション力も必要になってきます。

患者さんに対し最適な提案を行うには、まずその患者さんについて詳しく知らなければなりませんから、コミュニケーションは必須です。私の医院では、歯科衛生士に対し、患者さんとの会話の内容を必ずメモしておくように指示しています。

その情報をもとに、次回来院の際に「この前のご旅行は、どうでしたか」「お子さんの入学式、天気が良かったですね」といったような会話をすることで、患者さんとの距離はぐっと縮まり、信頼感が増していきます。何カ月も前にふと口にした内容を覚えておいてもらえるというのは、誰でもうれしいことでしょう。

そうしてコミュニケーションを深めるなかで、その患者さんがどういった施術や治療に興味があるか、どんな商品が好きかも、明らかになってきます。そうすれば自然に提案力が上がっていきますから、まずはメモを徹底して取り、患者さんの情報や会話内容を記録する習慣をつけてもらうのがいいと思います。

歯科医院も〝企業化〟する必要がある

自院の例を挙げると、予防歯科に本腰を入れ始めた当初のスタッフの数は5人で、どうすれば患者さんに予防歯科の大切さを分かってもらえるのか、全員で話し合いながら、試行錯誤していました。

そうしてある程度、やるべきことが洗い出されたところで、歯科衛生士用と医師用のマニュアルをそれぞれ作成しました。

このマニュアルは現在でも活用していますが、内容に関してはかなりの回数のアップデートをしました。患者さんとの間で起きたトラブルを予防するための手法や、新たに見つけた言語化すべき内容を、その都度直接盛り込んでいったのです。

マニュアル化とその精度の向上により、現在では私が指導しなくとも、スタッフはしっかりと患者教育を行えるようになっています。スタッフの質の管轄についても、私の直属の部下が統括してくれています。

このように企業としての組織をつくり、トップが動いたり指示を出したりせずとも、理念やシステムに沿って組織が動いていくように〝企業化〟することが大切です。私も、以前は「自分がいない時に何かあったらどうしよう」という不安が強く、休みもほとんどとらずに医院に出ていましたが、それでは経営に集中することはできません。

自分がおらずとも動くような組織をつくり、それでできた時間を、新たな施策の考案や、設備投資の検討といった経営戦略立案に回すというのが、経営でしっかりと成果を上げるためのポイントといえます。

歯科衛生士は増えているのに、求人倍率は上がっている

予防歯科を経営の柱に据えるうえでの大きな戦力となるのは歯科衛生士であると分かっていても、「そもそもうちに来てくれる歯科衛生士がいない」と嘆く人もいるでしょう。

確かに現在の求人難では、歯科衛生士を雇うこと自体が難しくなっています。

ここで改めて、現状を整理しておきます。

厚生労働省が2019年に発表した「衛生行政報告例（就業医療関係者）の概要」によると、歯科衛生士として勤務している人の数は、2018年の時点で13万2629人でした。この調査は2年に一度行われるのですが、2016年では12万3831人であり、1万人近く増えていることになります。この傾向は昨今だけの話ではなく、向こう10年は、歯科衛生士の数が徐々に増え続けるでしょう。

それでは、なぜ新卒の歯科衛生士の求人倍率はどんどん高くなっているのか。

歯科衛生士全体の数が増加傾向にある理由の一つとされるのが、30代、40代の歯科衛生士の増加です。前述の厚生労働省の調査によると、過去10年の推移において、35歳以上の割合が増加しています。この背景には、人材不足から、結婚などで一時的に無就業となった歯科衛生士も積極的に採用されるようになったということがあります。

それなのに歯科衛生士が不足しているわけとしては、これまでの治療から、予防や審美、訪問診療などへと領域を広げている歯科医院が増加し、それに伴って歯科衛生士の活躍の場が増えているからだと考えられます。例えば、治療メインの時代に歯科衛生士が2人で済んだ歯科医院が、予防や審美の顧客を多くとるようになった結果、歯科衛生士の担当業務が増えて手が足りなくなっているのです。

こうした傾向は今後もしばらく続くと予想され、歯科医院はこれからも、熾烈な求人合戦を繰り広げることになりそうです。

「社員を幸せにする」という思いを持つ

そうしたなかで、そもそもどうやって、予防歯科のための人材を集めればよいのか。人材募集戦略もまた、予防歯科の成否を分ける重要な要素となります。

人材を集めるためには、繰り返しになりますが、まず職場環境を整えるべきです。それが最も分かりやすいアピールになります。

私の経営する歯科医院を例にとるなら、社会保障完備、確定拠出年金加入、有給100％消化、セミナー費用補助、キャリアアップ制度、社食制度、ディズニーランド入園券3000円補助までやっています。また、できるだけ長く勤めてもらうために、産休育休制度や、保育所の費用の補助も行っています。

「そんな施策は、規模が大きいからこそできるものだ」と思う人もいるでしょう。確かにそうなのですが、実際にここまでやっても、常に人が潤沢に来るわけではありません。それが現実であるというのを、受け入れる必要があります。いずれにせよ、環境整備に対する思い切った投資を行わなければ、人はまず来ないと考えて、投資をすべきです。

そうして一般に広く募集をかけずとも、知り合いの紹介などのコネクションを使って人を集めている歯科医院も、多いかと思います。確かにそれは有益な方法なのですが、現状が「引く手あまた」である以上、紹介であってもやはり他院との条件比較は免れないでしょう。

また、紹介でうまくつながり、自院に来てくれたとしても、もし環境に不満を覚えれば、すぐに別のところに移ってしまう可能性があります。

自院で末永く働いてもらうための最大のポイントは、「やりがい」です。仕事に誇りを持ち、やりがいを感じながら毎日、働けるとするなら、他院より条件が劣るとしても、きっと長く働いてくれるはずです。

ただし、予防歯科が主体となってくれれば、この点は自然にクリアできます。予防歯科においては、自らが患者さんを長期的に担当し、信頼関係を築き上げていきます。

親子三代を診る、といったケースなどもあり、家族ぐるみの付き合いをする患者さんもいるかもしれません。

自らを信頼し、頼ってくれる人々の口腔内を守り、健康を守る仕事……。きっと多くの人がやりがいを持って働くはずです。

自らが働く歯科医院に対する愛情は、医院長の人柄や周囲の人間関係などでも変わってくると思いますが、経営者の「スタッフを大切に思っている」という気持ちというのは、必ずスタッフに届きます。

まずは経営者として、「社員を全員、幸せにする」という強い思いを持ち、そのためにできることを実行していってください。結局はそれが、中長期的に人材を集め、育てていくための核となるのです。

歯科医師は、新卒を優先的に探す

歯科衛生士に加えて、歯科医師の求人もまた、高倍率となっています。

「即戦力として働ける人を探している」「跡継ぎ候補になってほしい」と思っても、なかなか人材が見つからない……。人材不足から、事業承継をあきらめて閉院した歯科医院を、私はいくつか知っています。

現実的なところだと、現在では相当の給料を用意しなければ、キャリアのある歯科医師の興味関心を引くことはできず、中小の歯科医院には、厳しい状況が続いていきます。そんななかだからこそ、自分のところに入ってくれた歯科医師は宝物に思え、長く働いてもらうため、わがままを聞き入れ、心を砕いている経営者もいるでしょう。

私も以前は、そうした経営者の一人でした。

即戦力となってくれる先生を探し、採用していましたが、考え方の違いからくるトラブルがよく起きていました。いくらキャリアがあり、腕のある歯科医師だったとしても、雇われている以上、経営者の理念や戦略に反した行動をとっては組織が成り立ちません。人がとれない状況だと、どうしても相手のわがままを受け入れ、好きなようにやらせてしまいがちですが、それでは必ず組織全体に悪影響が出て、いずれ会社が崩壊していきます。私の場合も、明らかに組織がばらばらになり、自分の目指す医療が提供できないところまでいきました。そうした苦い経験から、私が決めたのは「新卒の歯科医師を自分で育てよう」ということでした。

かみむら歯科では、医師は基本的には新卒優先で採用しています。

確かに彼ら彼女らには、経験がありません。育てるには時間が必要です。しかしその分、成長すれば、自分の分身ができるようなもので、安心してすべてを任せられるようになります。

若手にターゲットを絞って求人活動をするというのが、私のおすすめです。

若手の歯科医師は、毎年一定数、学校を卒業して社会に出てきます。しかし私が見るところ、大学病院に入っている人が多いようです。

確かに、研究主体でアカデミックな道を究めていくなら、大学病院で教授を目指すというのが王道です。

しかし、いずれ開業を考えているならば、一刻も早く大学を去り、開業医のもとで働くのが効率的です。大学では、臨床医として診られる症例の数はとても少なく、1年や2年いたところで、臨床の経験値はつきません。

私たちの時代は、大学を出てすぐに開業医のところに勤め、2~3年、臨床の経験を積んだら独立、というのが当たり前でしたが、現在の開業年齢は40代が多くいます。大学病院で、のんびりと時を過ごしてしまっているせいかもしれません。

最初から、1日で100人を超えるような患者数を診る環境にいれば、経験値はあっという間につきます。実力が早く身につくに越したことはありません。

このようなことから、私はいずれ開業を目指す若手医師に対しては、開業医のもとでできる限り早く働くようアドバイスしています。

求人に際しても、若手医師に「自分のところで働けば、どんなことが学べて、将来どんなメリットがあるか」をしっかり示すというのが、一つのポイントになります。

利益とは、社会貢献の対価である

一人の歯科医師であれば、自らの幸福だけを追求し、よりお金を稼げるところを求め、転職を繰り返すというのも、個人の自由です。

しかし、一人の経営者として、スタッフを雇って歯科医院を運営していくのであれば、「お金が第二」というスタンスでは、必ず失敗します。

これは歯科医院に限った話ではなく、経営全般でいえることです。

現代経営学の第一人者、ピーター・ドラッカーは、著作『現代の経営』において、次のように述べています。

「事業体とは何かを問われると、たいていの企業人は利益を得るための組織と答える。たいていの経済学者も同じように答える。この答えは間違いであるだけではない。的外れである。もちろん、利益が重要でないということではない。利益は、企業や事業の目的ではなく条件なのである。また利益は、事業における意思決定の理由や原因や根拠ではなく、妥当性の尺度なのである。」

利益は、企業や事業の目的ではなく、手段――。

これは企業活動の本質に関わる指摘です。

では、企業の目的とは何なのかといえば、社会貢献です。社会から必要とされる存在でない組織には、社会的価値がありません。

社会をより良くするため、人を幸せにするために、組織が、商品が、サービスが、存在する。これがあらゆるビジネスの根本であり、原則です。誰かを幸せにするからこそ、喜ばせるからこそ、その対価が払われる。利益とは、人の役に立って初めて生まれるものであり、企業活動においては、継続的に社会貢献を行うための手段にすぎないのです。

お金儲けが第一、という組織では、まず組織のメンバーを大切にできません。メンバーの健康や幸せより、お金が上位にくるのですから当然です。そしてまた、顧客も大切にできません。一円でも多くお金を取るのが、顧客満足やサポート、サービスよりも優先されるためです。そうして自社にお金が集まるほどに、他人が不幸せになるような構造のビジネスが、長続きするわけはありませんし、現実にそれで長期間続いた会社は存在しません。

末永く歯科医院を経営していくなら、まず示すべきは、理念やビジョンです。自分たちは、どんなふうに社会貢献していくのか。どういう思いで、社会と向き合っていくか。それを経営者が明文化し、社員とも共有していく必要があります。

経営理念は、自院の存在意義そのものであり、あらゆる活動はこの理念に集約されます。

そして、理念の実現のために練り上げるのが、収益化や人材獲得といった経営戦略です。

この順番を間違えてはいけません。

予防歯科というモデルは、ここまでで述べてきたとおり、推進することで社会貢献につながります。自院でスタッフと共有するうえでも、「予防によりいかに人が幸せになるか」という点がとても分かりやすく、伝わりやすいと思います。組織が一枚岩となって進んでいくためにも、良い旗印になるはずです。

コラム　私が「経営者」になるまで③

何か打開策がないか……。

必死になって考えているなかで、歯科医師会の仲間を通じて知ったのが「訪問診療」でした。

当時は治療といえば外来が主で、訪問診療をやっているところはほぼありませんでした。しかしその一方で、訪問診療でしっかりと利益を上げている先生も少しずつ出てきていました。

「今は認知度が低いけれど、今後日本では高齢化が進むのは確実であり、お年寄りが増えるほど訪問診療のニーズも増える。将来性は十分だし、やってみようか」

現状を変える一手を探していた私にとって、大きなチャンスがあるように思えました。

そうして2005年に訪問歯科診療を開始したのですが、そこで併せて診察科目に加えたのが、予防歯科でした。

予防歯科については、今後のマーケットとして有望かもしれないという意識はありました。

しかしそのころは予防歯科の世間的な認知度は極めて低く、ほぼ市場が存在しない状況でした。私としても、地元の患者さんのニーズがどれほどあるのか見当もつかず、今のように経営の柱になるなど想像もしていませんでした。

ただ、何事もやってみないと分かりません。市場がないなら、もしそれを築くことができれば、大きな先行者利益を手にすることができるでしょう。

そうした経営的な思惑に加え、歯科医師としても、予防歯科に本腰を入れてみたいという思いがありました。

従来の治療で保険が適用されるものは、治療としては最低限のところです。削って金属を詰めても、金属の収縮率と歯の膨張率の違いなどから隙間ができ、そこからまた虫歯になるというケースがしょっちゅうありました。歯医者にとってはそうして再び歯科医院に通って来るのが〝飯のタネ〟であるわけですが、虫歯と治療のいたちごっこを容認せざるを得ないことが、医師としてずっと引っ掛かっていました。

何度も治療を繰り返すことなく、口腔内を健康に保つにはどうすればいいか。より末永く、患者さんを幸せにできる方法は、ないものか。

私にとって、そうした問いの答えとなりそうだったのが、予防歯科でした。経営が行き詰まり、苦しい状況だからこそ、新たなチャレンジとして予防歯科に取り組んでみよう。そう決めました。

予防歯科を始めるにあたっては、スタッフの側もどんな手順で行えばいいのか分からない状態で、まさにゼロからのスタートでした。

予防歯科を広め、市場を構築していくにあたり、私が最も重要だと考えたのは、患者さんに対する教育でした。予防歯科が、いかに大切か。予防歯科を続ければ、どれほど人生が変わるか。そうしたメリットをしっかり理解してもらえるかどうかで、成否が分かれると思いました。

それまでは、治療が終わればリコールはがきを送ってフォロー、という感じでしたが、はがきを100枚送っても、再び来院してくれるのはせいぜい一人か二人でした。

そこで、来院した患者さんに対して「予防をしますから、3カ月後にまた来てもらえませんか」と呼び掛けるようにしたところ「治療がようやく今、終わったばかりなのに、なぜ3カ月後にまた来なければいけないんだ」と怒られることがよくありました。治療終了時に、予防歯科に対するモチベーションがない状態だと、結局、「歯が痛くなったら歯医者に行く」という患者さんの行動を変えるところまでは至らなかったのです。

第4章

キーワードは「楽しく通える」予防歯科で患者が集まる病院のつくり方

予防歯科で患者を呼ぶために必要なこと

予防歯科では、一人の患者さんに3カ月に一度ほどのペースで通ってもらうことになります。

治療であれば、「一刻も早く痛みを取りたい」などの短期的な目的がありますから、歯科医院の内装や雰囲気よりも、歯科医師の評判や、立地といった点に重きをおく人が多くいます。しかし、予防歯科においては、患者さんが歯科医院を選ぶ基準は、それとは異なってきます。

例えば、あなたは美容院をどのように選ぶでしょうか？

もし価格が同じであれば、おしゃれな雰囲気かどうか、人気があるか、美容師さんと相性がいいかなどの点が気になるのではないでしょうか。

予防歯科を目的とした患者さんの歯科医院選びも、それに似ています。

保険制度内で行う予防歯科であれば、患者さんの負担する額はどこに行っても同じです。患者さんがその条件で歯科医院を選ぶ際には、清潔さはもちろん、内装や外装がおしゃれか、リラックスできる雰囲気か、また通いたいと思えるかどうかといった点をチェックするでしょう。

美容室で自分の担当が付くのと同様、自らの担当となる歯科衛生士との相性も、推し量るはずです。前章で述べたとおり、歯科衛生士のスキルやコミュニケーション力が求められることになります。

今後、予防歯科を柱とした経営で歯科医院を拡大していくとするなら、自らが教育を行った結果、予防歯科に通ってくるようになった患者さんだけではなく、やはり予防歯科に強いというブランドを確立することで初めから予防歯科を目的とした患者さんを集め、継続的に通ってもらうようにしなければなりません。

そうした患者さんを惹きつけるには、人材力に加え、施設面の整備も重要になってきます。予防歯科のメニュー自体では大きな差別化ができない以上、そのほかの要素がポイントになるわけです。

本章では、予防歯科に患者さんを集めるためのカギとなる施設面の整備と、ブランディングの仕方について述べていきたいと思います。

「ユニークな内装と仕掛け」で患者の関心を引く

現在、患者さんが歯科医院をリサーチする際にまず行うのがネット検索です。したがって、「ネット上の情報が少ない」「ホームページが古く、更新されていない」という時点で、初診の選択肢から外れます。また、医院が古びていたり、清潔感がなかったりしても、アウトです。これだけ歯科医院が乱立するなかで、人の目に留まろうと思うなら、外装や内装を常にきれいに整え、おしゃれに保つというのは、基本中の基本です。

そのうえで、歯科医院の設備面でこだわりたいのは、「患者さんを飽きさせないこと」です。いつ来ても楽しめて「次回もまた来たい」と思ってもらえるかどうかが、通い続けてもらうためのポイントとなります。

内装に関しては、3カ月に一度、来院するわけですから、毎回同じような部屋に通し、同じ施術を行い続けていると、そのうち患者さんは飽きてしまい、別の歯科医院のリサーチを始めるかもしれません。

私の経営する「かみむら歯科矯正歯科クリニック」には、計7室のメンテナンスルームがありますが、それらの内装はすべて変えています。具体的には、各部屋に、和、イタリア、バリ、ハワイ、エジプト、北欧、ギリシャというコンセプトがあり、各国の空気感を楽しめるようなデザインとなっています。７回の来院で、「世界一周」ができるのです。

また、香りにもこだわっています。空調にアロマを仕込み、いつもほのかによい香りがするようにしています。香りも、患者さんにリラックスしてもらうための大切な要素です。

こうして空間、音楽、アロマという要素を総動員し、五感すべてでリラックスできる空間をつくり上げているのです。

また、清潔感という点では、クリーンキーパーが3人いて、館内を清潔に保ってくれており、患者さんにとって「いつ来てもぴかぴか」の状態にしています。

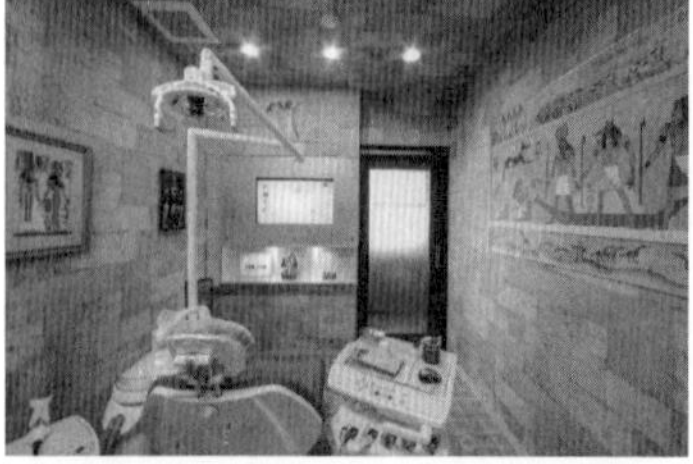
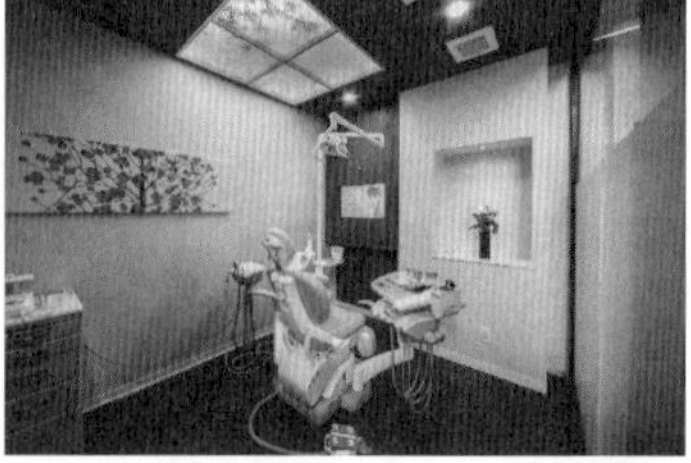
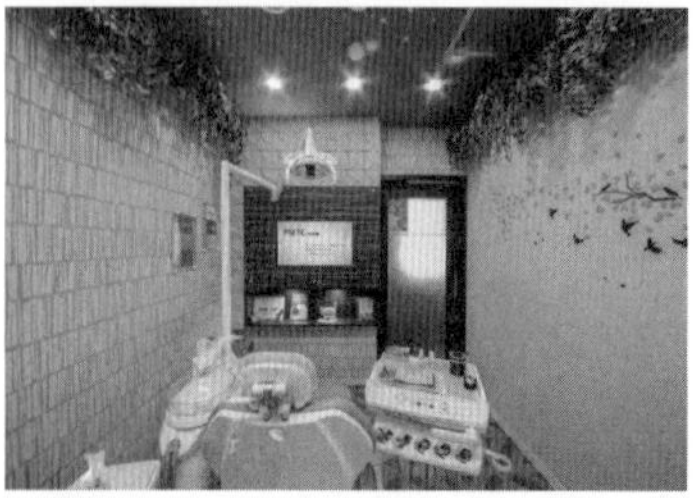
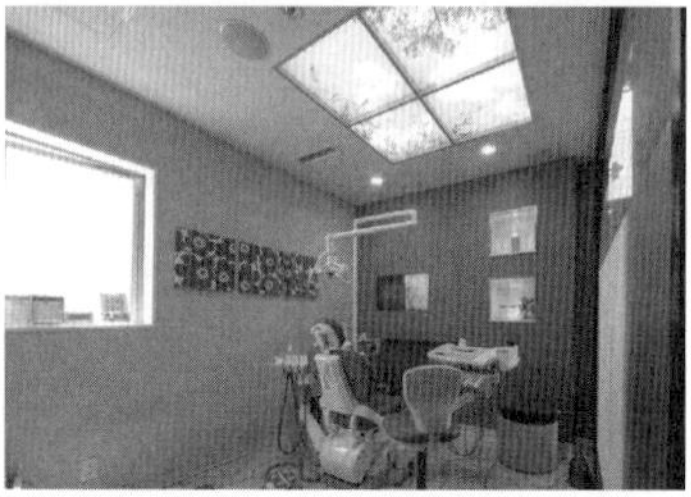
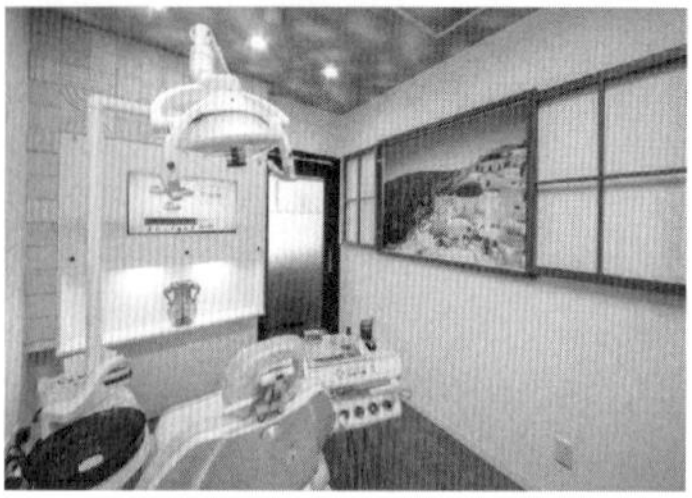
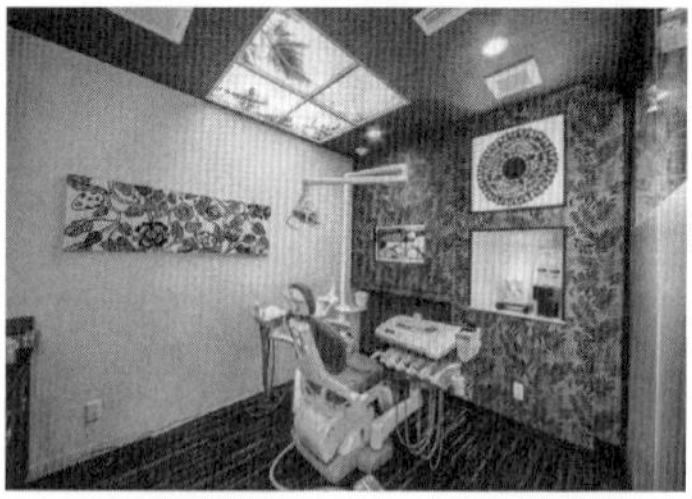

かみむら歯科矯正歯科クリニックのメンテナンスルーム。
右上から下に和、イタリア、バリ、ハワイ、エジプト、北欧、ギリシャ

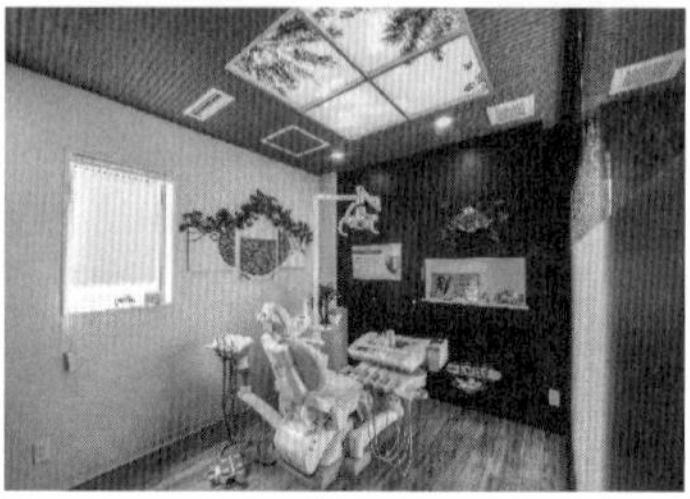

「エンターテインメント性の演出」でまた来たいと思わせる

患者さんにより楽しんでもらうため、私が導入したものがあります。

まず、受付横の大型モニターには、デジタルコンテンツ制作会社「チームラボ」に依頼して制作した、デジタルアートがあります。

そのモニターはタッチパネル式になっており、指で触れると、映っているアニメーションを操作できます。画面のなかでは、山や太陽を背景に、たくさんの小人たちがにぎやかに遊び回っていて、触って小人をジャンプさせたり、雨を降らせたりして遊べます。その精緻で楽しい映像は、子どもだけではなく、大人の方からも好評です。

受付カウンターの横には、人型ロボットが控えています。歯科医院で導入したのは、おそらく全国で初めてです。このロボットは、院内の案内や商品説明をしてくれるほか、脇にある大きなスクリーンと連動しており、口腔ケアグッズの説明もしてくれます。もちろん、話しかければ反応し、コミュニケーションを楽しむこともできます。

私が病院の中で最も力を入れたのが、キッズスペースです。

院内の吹き抜けの天井近くまで届く大きな木のオブジェや、滑り台、ボールプールを設けて、子どもがしっかりと身体を動かして遊べるような空間をつくりました。そして、キッズスペースと隣接してキッズユニットを置き、遊んだらそのまま施術に移れるようにしています。

これまで子どもにとって、歯科医院といえば「痛い」「怖い」場所であり、行きたくないところの代表格でした。

ライオン株式会社が2013年に実施した調査によれば、日本では、歯科を「嫌い・苦手」であると答える人が14％いました。それは多くの日本人にとって、歯科医院は「痛くなったら治療を受けに行くところ」であり、痛い、辛いという思い出ばかり残るからにほかならないでしょう。

しかしスウェーデンでは、子どもにとって歯科医院は「怖い場所」ではないようです。20歳まで無料で予防歯科に通える国であり、乳幼児のころから予防歯科に通っていますから、そもそも歯科医院が「痛い、辛い」場所という印象がありません。それ

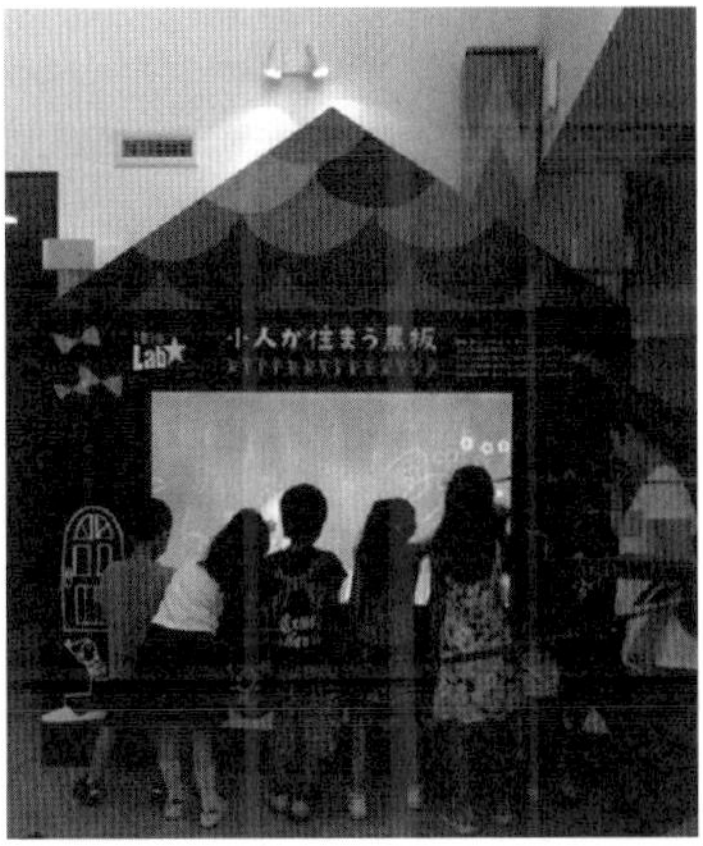

デジタルアート

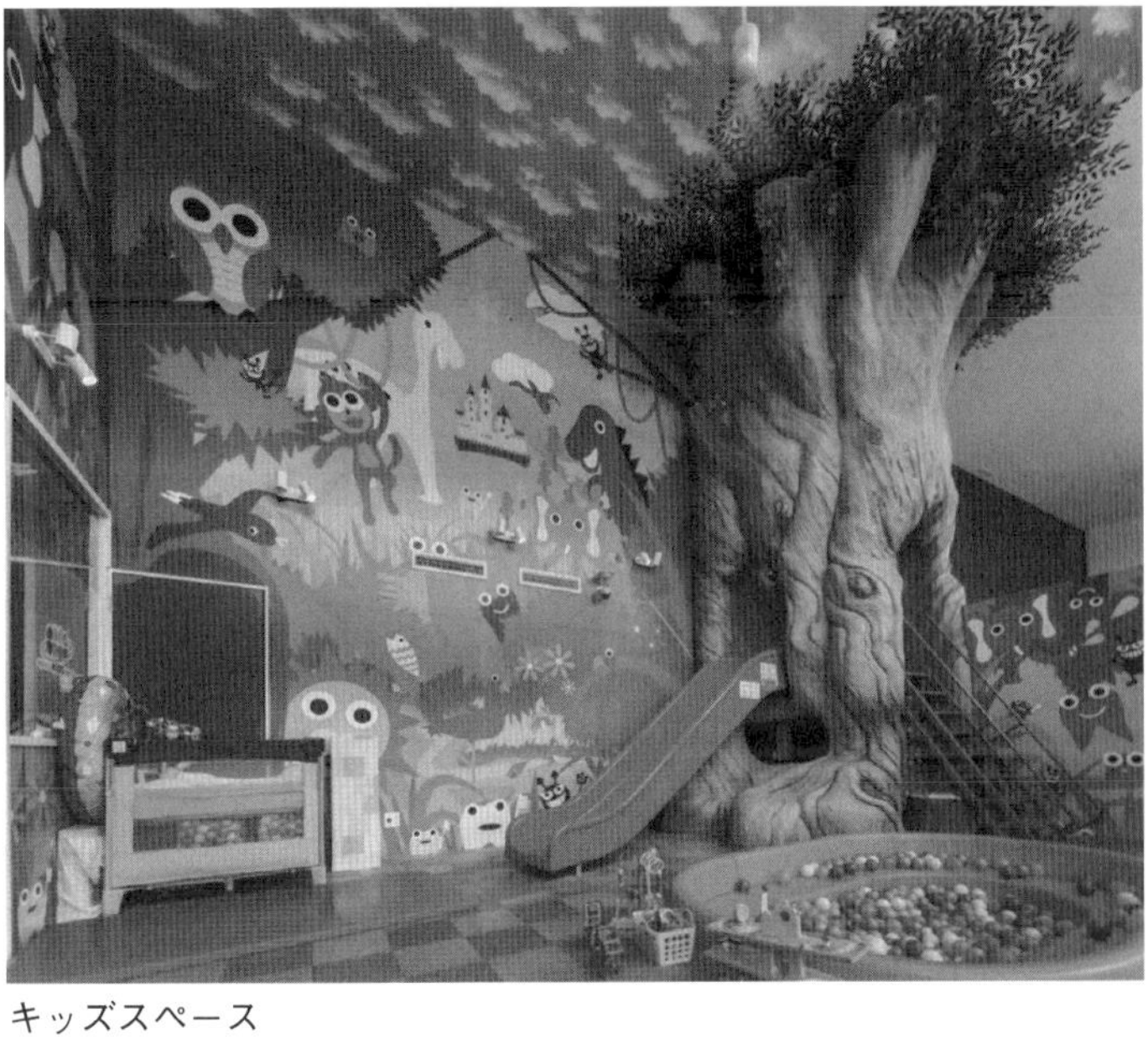

キッズスペース

もあってか、スウェーデンにおいては、歯科医師を「頼れるパートナー」と感じる人が26・3%、「好きな人・憧れの人」と思う人が16・4%にものぼっています。

日本もスウェーデンを見習って、子どものうちから、歯科医院の印象を楽しいものへと変えていかねばなりません。予防歯科に通ってくる子どもに、「楽しく遊びに行く」ついでに、フッ素やシーラントを行って口の中もすっきりする、という感覚を持ってほしい。そうして「歯医者さんって楽しい」という印象を持ったまま、彼ら彼女らが成長していくことが、予防歯科の発展につながります。

かみむら歯科は、20代から40代の女性に、最も多く来ていただいています。現在の治療中心の歯科医院では、患者さんの中心は高齢者でしょうが、今後、患者さんの口腔リテラシーが上がっていくほど、虫歯や疾患の数は減っていくというのはここまで解説したとおりです。20代から40代という消費活動の中心を担う世代をターゲットとして経営をするうえでも、予防歯科は極めて有効な手段となり得る証といえます。

そして、この世代の女性は、子どもがいれば必ず一緒に連れてきて、子どもにも予防歯科を受けさせています。いわば子どもたちは「第二の主役」であり、彼ら彼女らに「また行きたい」と思ってもらえるかどうかでも、来院数は大きく変わってきます。それもキッズスペースに力を入れた理由の一つです。

こうした設備投資や、空間の使い方について、「投資としてどうなのか」と思う人もいるかもしれません。確かに、最新のエンターテインメント技術を導入するにはそれなりのお金がかかります。本来ならユニットが5台置けるほどの空間をキッズスペースとして使っています。

一見すると無駄に思えるかもしれませんが、仮に経済効率を重視し、医療機器やユニットを増やしたとしても、それで患者さんが来るとは私には考えられません。それでは、いくらでもある「普通の歯医者さん」になってしまうからです。

限られた空間に、できる限りの数のユニットを入れたいというのは、あくまで歯科医院の都合であり、患者さんには関係のないことです。むしろそれをやり過ぎれば、「狭い」「圧迫感がある」という感覚になり、マイナスに作用します。それではいくらユニットをたくさん置いても、すべて稼働するほど患者さんが集まらないでしょう。

エンターテインメントに対する投資というのは、今日明日の収益を多くするために行うものではありません。経済効率を削ってでも、面白い空間、楽しい仕掛けをすることで、患者さんを惹きつけ、現在あるユニットをフル稼働させる。そしてまた、他院との差別化を行い、自院のファンをつくり、中長期的に通ってくれる患者さんを増やしていく。それがエンターテインメントに投資を行う目的です。

面白いものを作れば、それが話題になり、気になった患者さんがやって来ます。子どもも、「あそこの歯医者さんがいい」と親に言うようになります。そうして最終的には、経済効率が良くなっていくのです。

「大規模化」は外せないキーワード

これからの歯科医院の経営を語るうえで外せないキーワードになると私が考えているのが、「大規模化」です。

大規模化を進めていくことで、集客も人材も安定が見込めます。

病院に通うなら、こぢんまりとした病院よりも大きな病院のほうが安心感があるように、歯科医院もまた、規模があるほうが安心できます。「これだけ立派な歯科医院だから、設備も整っているだろう」と、患者さんは考えますし、実際にある程度以上の規模にならねば、最新鋭の機器をひととおりそろえるのは難しいものです。

受付でも、広いスペースにたくさんの人が待っていたなら、「これだけ人気があるのだから、いい歯医者さんに違いない」と好印象を抱きます。行列の心理と一緒です。そうして話題になると、行列がさらなる行列を呼ぶように、地域外、市外からも患者さんがやって来るようになり、自然に商圏が広がっていきます。

人材に関しても、よほどのコネがない限り、あえて個人経営の小さな歯科医院を選ぼうと思う人はもはやいないはずです。それなりの規模で、何人ものスタッフを抱えてやっているところのほうが、雇用も安定しているように感じ、安心できます。有給休暇など福利厚生も、ある程度の規模がなければ、完全に保証できないでしょう。例えば歯科衛生士が３人しかいないような規模だと、そのうち一人でも急な休みが出てしまえば、業務に大きな支障が出ますから、なかなか「好きな時に休んで」とは言えないものです。

このように規模感があるほうがより有利なことがいくつもあるのに加えて、今後は歯科医院の数が減り、小さな歯科医院からなくなっていくと予想されるというのも、早くから大規模化に舵を切るべき理由です。

現在の小規模な歯科医院を見れば、60代の医師が中心となって家族で営んでいるようなところが目立ちます。歯科衛生士も、そのほかのスタッフも、何十年の付き合いがある顔なじみばかりで、患者さんもまた、地域の知り合いばかり。それで経営が成り立っているうちはいいのですが、医師やスタッフの高齢化がさらに進み、辞めることになったら、どうなるでしょう。今、歯科医師に対する求人倍率も20倍を超えていますから、よほどいい条件を提示しなければ、代わりの医師を確保することはできません。跡継ぎがいないなら、閉院するしかありません。そうして世代交代に失敗した歯科医院が、どんどんなくなっていくと私は見ています。

そして、そこに通っていた患者さんやスタッフの受け皿となるのが、近くにある大規模な医院です。逆にいえば、できるだけ早く大規模化に踏み切って、組織をつくり、経営に余裕を持たせておかないと、近い将来、きっと苦境に陥ることになります。

そうならないためにも、経営者として歯科医院を企業化し、大規模化につなげていくというのが大切であり、その有力な手段が、予防歯科なのです。

とはいえ、若い世代の先生が、いきなり大規模な歯科医院をつくるのは難しいもの。銀行もなかなかお金を貸してはくれませんから、まずは予防歯科で成功を収めている医院で勉強し、それなりの規模で開業できるようになるまで、力を溜めておくといいと思います。

「予防ならここ」というブランドをつくる

予防歯科を経営の主軸にするには、「予防歯科ならここ」というブランドを地域内でつくり周知していく必要があります。

私の場合、最初はブランディングに対する意識は、あまりありませんでした。

予防を主訴として来院する患者さんがほぼゼロだったところから、患者教育を始め、「どうやれば楽しく通ってもらえるか」を考え、そのための仕組みづくりや設備投資を行い続けてきた結果、地域のなかで次第に、「あそこは予防歯科に力を入れている」と言われるようになり、最初から主訴が予防目的で来院する患者さんが増えてきた、という感覚です。

予防歯科を自らのブランドとしている歯科医院の数は、まだ少ないように思います。だからこそ、ブランド確立のチャンスです。ここまでで解説してきた予防歯科導入のノウハウを意識的に、着実に実行していけば、自然に他院との差別化ができ、ある程度はブランドがついてくるはずです。


ただし、大規模化を見据えるなら、それだけでは不十分です。

ホームページ、SNS、野立看板、バス広告、地元情報誌……少しでも自院を知ってもらうための取り組みを、複合的に行っていかねばなりません。

自院を例にとっていうと、今でもプロモーションには力を入れています。

インスタグラムをはじめとしたSNSで、クリスマスやハロウィンのキャンペーンを行い、たくさんの投稿が集まるなかでかみむら歯科を知らない人の目にもそれが届き、「なんだか楽しそうなイベントをしているな」と感じてもらえれば、大成功です。

歯科医院は、プロモーション戦略の面でも、一般企業よりもだいぶ遅れていると感じます。ホームページを作っただけでは、集客にはつながりません。一般企業の事例を参考にして、時代に合わせたやり方をどんどん取り入れていくべきです。

それと併せて、昔ながらのやり方のプロモーションで、地域に対するアピールを行っています。かみむら歯科では、バス車体の全面広告を出しているほか、立て看板も現在20基設けています。立て看板は、古びた印象にならぬよう、数年に一回のペースでデザインをガラッと変えています。地域情報誌の裏側一面に、月に2回の割合で広告を掲載しています。

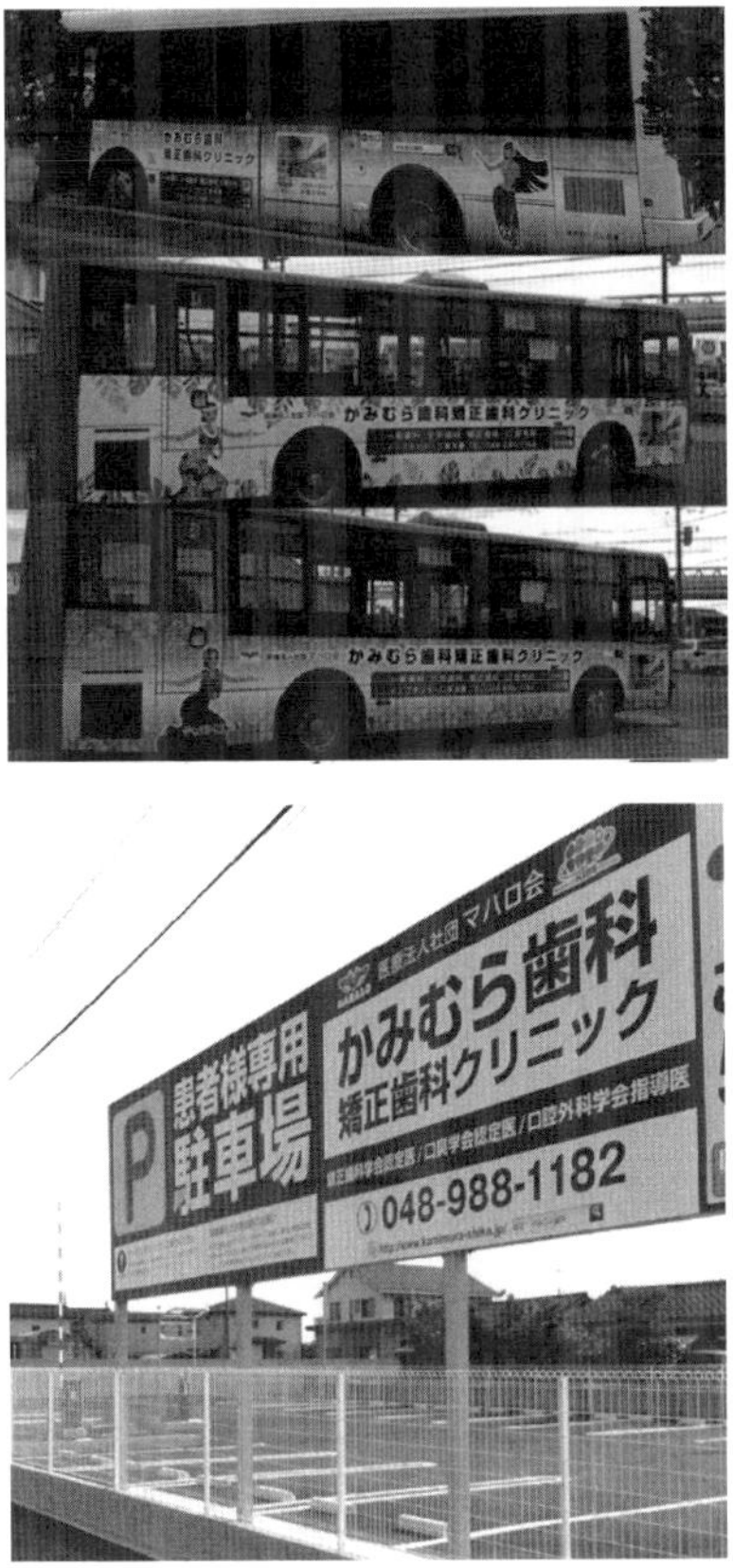

かみむら歯科のバス広告、立て看板

こうして、自分が考えられるあらゆる手段を用いてプロモーションを展開したからこそ、1日に300人もの患者さんに来院いただけるようになったのだと思います。

経営者意識が高まれば、遊びのなかにアイデアが見える

経営者としての意識が高まってくると、自然に24時間、仕事のことを考え続け、物事に対する見方も経営目線に変わってきます。そうなると、普段目にする何気ない光景からも、経営に役立ちそうな情報が浮かび上がってくるようになります。

私の経験からいうと、特に遊んでいる最中に、新たなアイデアを思いつくことが多いです。遊びを通じて新たな情報をインプットし、それを経営に活かすというサイクルが出来上がっています。

実例を挙げるなら、例えば自院の「香り」に着目したのは、海外のとあるホテルに宿泊したのがきっかけです。エントランスをくぐると、広いロビー全体にアロマの香りが漂っていました。相当な数のアロマを据え置かねば、広い空間全体に香りを行きわたらせることなどできませんが、そうした設備があるようにも見えません。気に

なったのでホテルマンに聞くと、「空調のダクトにつけている」と聞き「なるほど」と膝を打ち、さっそく自院にも取り入れました。

メンテナンスルームのデザインも、今まで立ち寄った旅行先やレストランで、気になるデザインを見つけるたびに写真に撮り続けてきたことが、大いに役立ちました。

チームラボとのコラボレーションは、とある商業施設に入っていた「お絵描き水族館」という作品を見たのがきっかけです。自らが描いた絵が、すぐにデジタルコンテンツに取り入れられて、「泳ぎ出す」という体験は、子どもたちの心をがっちりとつかみ、有料であるにもかかわらず大変な行列ができていました。「もしこれが、うちの待合室にあって、無料で遊べたなら、子どもたちはきっと大喜びするだろう」と考え、すぐにチームラボに連絡を入れて、自院の規模でもできるようなオリジナルコンテンツの開発を依頼しました。

もちろん人によるでしょうが、私の場合は、リラックスして遊んでいるほうが、良いアイデアを見つけられるようです。今までなかった新たな視点を得るためにも、いろいろな場所に積極的に遊びに出ていくことをおすすめします。

コラム 私が「経営者」になるまで④

本文でも述べましたが、痛くなってから来るような患者さんは、虫歯も歯周病も、その実態や概要について知りません。治療と同時進行で、虫歯と歯周病の概念をうまく解説していく必要がある。私はそう感じ、そこから取り組むことにしました。

それまで自院で行っていた予防歯科では、ただ歯石を取るだけという感じで、患者さんへの解説や検査結果の提示などはあまり行っていませんでしたが、それを改善しました。

基礎知識をひととおり理解してもらったうえで、患者さん自身の歯の状態がどうなっているか、このままだと将来どうなるかを話すようにしました。

説明においては、具体的なデータを使うことです。歯周ポケットの深さが何ミリかを歯周病の指標として、どの程度進んでいるかを説明しました。また5枚法で写真を必ず撮り、施術前と施術後の比較を視覚的に提示してきました。

そのほかにも、歯周病の怖さと全身疾患との関係などを解説したり、いつまでも自分の歯で噛める喜びを伝えたりして、普段の予防がいかに大切かを伝えるようにしました。文字にすれば当たり前に思えるかもしれませんが、意外にできていない歯科医院は多いのではないでしょうか。

このような取り組みを継続したことで少しずつ、患者さんの行動が変わり始めたと思います。

スタッフに対しては、予防歯科がどれだけ人のためになり、社会貢献になるのか、理念を伝え、共有したうえで、マニュアルを作成し、誰もが同じレベルの施術ができるように工夫しました。また、福利厚生を手厚くするとともに、雇用契約をきちんと交わし、賃金規定も明確にするなど、法律面も整備していきました。特に就業規則に関しては、なにかしらの問題が出るたびに小まめに改定を続け、徹底的に磨き込んでいきました。そのおかげで、現在ではスタッフとの大きなトラブルは皆無です。そうやって労働環境を整える努力を重ねてきたからこそ、今の規模になっても問題なく経営ができているのだと感じます。

そうして予防歯科を広める努力を続けていくなかで、変化が起きました。

まず、レセプトの減少が止まりました。当時、初診の患者さんは月に20人ほどしか来ていませんでしたが、そのうちの何人かが予防歯科の大切さを理解し、3カ月に一度ほどの割合で来てくれるようになったためです。そうしてバスタブに水が溜まっていくように、予防歯科で通ってくる患者さんが少しずつ増えていきました。

そして、予防歯科を始めて1年で、月のレセプトが月平均100枚増えました。そのあとも毎年100枚のペースでレセプトが増えていきました。

予防歯科が軌道に乗り、売上につながるようになってから、「より多くの患者さんに、予防歯科に通ってほしい」という思いで、分院展開を始めました。2007年に医療法人化を行ってから、2008年に「英デンタルクリニック」（千葉県柏市）を開業したのを皮切りに、毎年一つのペースで分院を立ち上げました。

こうして拡大を進めたのは、予防歯科をはじめとしたチャレンジが軌道に乗り、経営者としてようやく自信が持てるようになってきたからです。ただ、分院については、あまり広げ過ぎると自分だけでマネジメントできなくなると考えたので、5カ所にとどめました。

一方で本院の経営も順調に拡大。１日60～70人もの患者さんが来院するようになりレセプトも１０００枚を突破しました。

この時点で、従来の設備だけではさばききれなくなり、２０１４年に新たな施設に移転。これが現在の本院であり、予防歯科に特化した設計を行って、環境を整えました。

新たな医院はユニット12台からのスタートとなり、大規模なものとなりました。するとと、新装オープンしてすぐに外来初診は一気に月３００人まで増加。規模が大きく設備も整っているということで商圏が広がり、東京など遠方からも患者さんがやって来るようになりました。新規の患者数は年間３０００人を超えるようになり、12台のユニットでは患者さんを診られなくなりました。そこでユニットをさらに４台増設しましたが、それでも足りなくなり、昼休みをなくして１日通しで診療を行っています。本書が出版されるころには、これまでの私の思いと、予防歯科に特化した歯科医院づくりのノウハウのすべてを込めた新たな医院が、埼玉県八潮市に誕生しているはずです。

第5章

歯科医院は、予防歯科で社会の未来を変えられる

予防歯科が社会に与えるインパクト

現在、政府が財政改革の重要課題と位置付けているのが、社会保障です。

政府による「骨太方針2019」では、次のように述べられています。

「新経済・財政再生計画に基づき、基盤強化期間内から改革を順次実行に移し、経済成長と財政を持続可能とするための基盤固めにつなげる。特に、団塊の世代が75歳に入り始める2022年までに、持続可能な社会保障制度に向けた環境整備を進めるため、改革を着実に推進する。」

「団塊の世代が75歳に入り始める2022年までに」としているのは、社会保障費が急増するタイミングまでに、急ピッチで改革を進めていくという意思表示です。

政府の経済財政諮問会議によれば、2040年には社会保障給付費が190兆円に達するといいます。現在の社会保障給付費は120兆円強ですが、その金額の捻出すら財政的にかなり厳しく、一般会計から社会保障費を補填している状況です。そこからさらに70兆円も増えるとなったなら……今のままでは間違いなく国の財政は破綻します。

膨張する社会保障費は、国を亡ぼす可能性もある爆弾なのです。

増え続ける社会保障費を賄うためには、税収を増やしつつ、支出を減らすための施策が必要になります。少子高齢化により人口が減っていく日本において、税収を増やすのは簡単ではありません。しかし、増え続ける医療費に歯止めをかけ、支出を抑えることは可能です。ごく単純な話で、国民一人あたりにかかる医療費を減らせれば、社会保障費はダイレクトに下がります。

一人あたりの医療費を抑えるには、できるだけ多くの国民が「死ぬまで健康」でいる必要があります。大病にかからず、ずっと健康でいられたなら、医療費は下がります。

そして、国民が「死ぬまで健康」であるための切り札となるのが、予防歯科です。

ここまでで解説してきたとおり、口腔環境を日常的に整えておけば、動脈硬化や心疾患、糖尿病といった、歯周病に端を発する可能性のある大病を患うリスクが下がります。国民全員が予防歯科にかかることで、健康でいる人の数は増え、膨張する社会保障費を抑えられます。

だからこそ国は、第2章でも触れたとおり予防歯科推進に舵を切っており、今後、予防歯科に対する社会のニーズは確実に増えていくと考えられます。

そうはいっても、予防歯科にどれほどのインパクトがあるのか、と思う人もいるでしょう。ここで、予防歯科が社会保障費抑制に貢献することを示す事例を挙げましょう。

事例その①
「年間1億3700万円の医療費削減に成功した介護施設」

予防歯科の効果にいち早く注目し、実際に取り組みを行って成果を上げたのが、福岡県の社会福祉法人「さわら福祉会」です。

さわら福祉会では、歯科医師と共同で、まず2015年4月から1年間、福岡市内の複数の特別養護老人ホームを調査したところ、入居定員100人あたり合計1706日の入院があると分かりました。入院の原因を調べてみると、569・5日の入院の原因は、「誤嚥性肺炎」を含む肺炎でした。しかも、肺炎で施設から病院に移った入居者の多くは、そのまま施設を退去したり、死亡したりしていました。

第2章でも解説しましたが、60歳以上の高齢者の死因の上位にくる「肺炎」のうち96％が誤嚥性肺炎とされています。そして口腔ケアにより誤嚥性肺炎を減少させることができるという論文は、20年前から存在しています。

そうした背景もあり、さわら福祉会では、歯科医師の指導に基づき、2017年9月から口腔ケアを実施。1回10分程度のケアを週に2回行うようにしました。

それだけで、大きな変化が見られました。

口腔ケアを開始する2年前において、年間の肺炎による入院は18回、日数にして337日、1年前では、年間25回、545日でしたが、ケアを実施して1年間で、入院10回、日数144日にまで減ったのです。肺炎だけではなく、そのほかの疾患による入院も大きく減少し、全体の入院日数は、口腔ケア実施前後で約3分の1になったといいます。

そして、さわら福祉会グループの4施設の合計では、口腔ケアがスタートした1年目で2750日の入院が減少。医療費が1億3700万円削減された計算になるとのことです。

こうして、口腔ケアにより誤嚥性肺炎をはじめとした疾患の予防を行うことができたというのは、健康寿命を延ばすという観点からも非常に画期的であるといえます。

今後の社会においては、介護分野の支出は、どんどん膨れ上がっていきます。内閣府の「平成30年版高齢社会白書」によると、65歳以上が人口に占める割合である高齢化率は、2017年で27・7%であり、2025年に30・3%、2060年には39・9%にもなります。2017年には社会保障費における介護費用が過去最高の9・7兆円を突破し話題となりましたが、公益財団法人NIRA総合研究開発機構の分析によると、2041年には介護保険の給付費が30兆円を超えるといいます。

そうして介護費用が社会保障費全体に与える影響は、日増しに大きくなっていきますから、介護施設への予防歯科の導入推進は、社会保障費抑制のための極めて有効な手段となります。

厚生労働省によると、2017年の特別養護老人ホームの数は9726施設。民間の有料老人ホームの数は、２０１３年の時点で34万９９７５施設です。およそ35万もの施設で、この事例のように医療費が削減できたなら、そのインパクトは強力です。仮に一つの施設で年間３０００万円、医療費が削減されたなら、予防歯科にかかる諸経費を差し引いても、おそらく10兆円規模の社会保障費が削減できるはずです。

事例その②
「65歳の医療費が、年間平均15万円削減」

トヨタ自動車の関連企業の社員や家族らからなる「トヨタ関連部品健康保険組合」が、豊田加茂歯科医師会の協力のもとで行った調査があります。

調査では、組合員５万２６００人の２００９年度の医療費と受診歴のデータを分析し、歯科医院で年に２回以上、定期的に口腔ケアをしている６０２人を抽出して総医療費を調べました。

定期受診を行っていた場合、年２万円ほどの医療費がかかることもあり、48歳の時点までは、総医療費が平均的な医療費を上回っていました。

しかし49歳を過ぎたあたりで逆転し、歯科の費用を含めても医療費が平均を下回っていきました。そして65歳では年間の総医療費が20万円以下となり、平均である35万円を15万円も下回ることが分かりました。

なぜこのような逆転が起きたのか。

同組合では「歯が悪いと、欠損が増えて歯並びが悪くなったりすることで食事が偏り栄養バランスがとれなくなる。それが糖尿病や肩凝り、骨粗しょう症を招き、体全体の健康に影響するから医療費が高くなる」と指摘し、定期的に歯科医院を受診することですべての病気にかかるリスクが下がり、年間の総医療費が低くなると結論付けました。

人生100年時代といわれるようになりましたが、もし100歳まで生きるなら、50歳は折り返し地点です。そこからずっと、総医療費が平均を下回っていくなら、高齢化社会においては特に、予防歯科が社会全体の医療費削減に大きく貢献するといえるでしょう。

予防歯科が広まれば、日本は変わる

ここまでで述べてきた内容を総じていえるのは、予防歯科は日本の未来を変えるポテンシャルを秘めているということです。

予防歯科によって、人々が健康になる。健康な人が増えれば、社会保障費が削減できる。そうして国の財政が改善するのは間違いのないところです。

そのほかに、日本が現在直面している、少子高齢化に関する労働力不足も、予防歯科を推進することで対応できます。

少子高齢化により労働力が減っていくというのは、国家としてかなり深刻な問題です。

労働力が失われていくと、日本の経済活動はどんどん低下し、国際競争率が下がります。税収も少なくなり、国家運営にも大きな支障が出ます。

国の労働力の指標として、「生産年齢人口」と「労働力人口」とがあります。ちなみに15歳から64歳までの人口が生産年齢人口で、15歳以上の就業者および失業者を指すのが労働力人口です。

総務省の2019年の発表によると、生産年齢人口は7545万1000人、総人口に占める割合は59・7％で、比較可能な1950年と並んで過去最低となりました。ちなみに生産年齢人口は、1992年をピークに下がり続けています。

また、同省の「労働力調査年報」（2019年）では、労働力人口は年平均で6886万人となっています。みずほ総合研究所株式会社が2017年に発表した見通しによると、2065年の労働力人口は4000万人弱まで減り、労働力が4割ほど減る計算です。そしてまた、厚生労働省の資料によれば、日本の労働力人口の約3人に1人が、なんらかの疾病を抱えながら働いているといいます。

こうして減っていく労働力をなんとかするための方法の一つは、長く働く人を増やすことです。現在は65歳が定年の目安ですが、健康で元気なら、70歳、80歳まででも働けるかもしれません。ただ、前述のように労働者の3分の1が疾患を抱えているような状況では、企業としても積極的に高齢者を雇おうとは思わないでしょう。

そこで、予防歯科の登場です。

口腔ケアにより、病気のリスクを減らし、心身を健康に保つことができれば、働ける期間も延び、労働力の減少を緩やかにできるはずです。そうして現役世代の層が厚くなれば、消費も税金も増えて、国の経済も強くなります。

このように、マクロ経済の視点から考えても予防歯科がもたらすメリットは極めてダイナミックですが、ミクロな視点においても、同様に有意義です。

自分の歯があり、しっかり噛める人と、歯がなくなってしまった人では、認知症になるリスクがまったく違うという疫学調査があります。

愛知県在住の、65歳以上の男女４０００人を４年間追跡し、認知症の発症と歯の本数との関係を調べたところ、歯の残存数が20本以上ある人と、歯がなく義歯（入れ歯、インプラントなど）もつけていない人とでは、認知症になるリスクが１・９倍にもなったといいます。また、宮城県仙台市内の70歳以上の高齢者１１６７人を対象とした調査では、健康な人の歯の本数が平均14・９本だったのに対し、認知症の疑いのある人の歯の本数は９・４本だったそうです。

認知症が減るとするなら、要介護となる人の割合も減りますし、なにより自分自身が、人生を最後まで自分らしく楽しむことができるはずです。

歯科業界にいる私たちは、「自分たちが、日本の将来を変える」という強い思いで、予防歯科を推進していくべきでしょう。

予防歯科のその先へ

予防歯科の応用分野として、今最も注目すべきなのが、訪問診療です。

外来に加え、訪問治療も積極的に行い、高齢者に対してもケアを行うことで、より社会に貢献できます。これからは、人口の多い団塊の世代の高齢化が進んでいくため、マーケットは拡大していきますから、市場としても有望なのは間違いありません。

私は今から15年前に、予防歯科外来と並行して訪問診療をスタートしました。最初は患者さんもあまりおらず、昼休みを使って行う程度でしたが、当時は往診をする歯科医院が少なかったこともあって次第に重宝されるようになり、ボリュームがどんどん増えていきました。現在では、訪問診療専門の医師を雇い、数十軒の老人ホームと提携していますが、ニーズはまだまだあり、自院の経営の柱の一つとなっています。

訪問診療領域の開拓は、予防歯科による経営の拡大版といえるでしょう。

なお、今後の訪問診療のポイントは、摂食嚥下障害を診断、指導できる先生をそろえられるかどうかだと思います。そこで、加齢により口腔機能が低下した人に対し、機能をそれ以上落とさないようなケアを行い、最後まで自分の口で食事ができるようなお手伝いをするような専門家が、求められるようになってきます。

人間にとって、三大欲求の一つである食欲を満たすための大切な要素が、自らの口でものを噛み、おいしく味わう食事です。胃ろうや経管栄養をしていても、確かに命をつないでいけますが、食事という大きな楽しみを失った状態で、果たして幸せといえるかどうか、考えてほしいと思います。もちろん、胃ろうや経管栄養という医療技術自体を否定するつもりはありませんが、できるだけそうした要介護の状態にならないようにするのが最も大切であり、そのための一つの手法が、予防歯科なのです。

医学界全体でも、近年は口腔ケアの重要性が広まっています。例えば癌の手術をする前には、口腔ケアの指示が出ますが、その理由は、ケアをせぬまま口から挿管すると、口腔内の菌も一緒に体内に入り、炎症を起こすリスクがあるからです。また、介護の予防領域において重要な概念であるフレイルも、もとをただせば口腔内の環境悪化から始まるとされ、「オーラルフレイル」が注目されるようになっています。

国が主導する、社会としてフレイルをなくしていこうという取り組みでも、歯科による訪問診療は重要な位置づけになるはずです。

こうして、「予防歯科外来の先にある市場」にも、あらかじめ目を向けてみるとよいでしょう。

幅広い分野の認定医となることを目指す

外来において、私がこれまで意識してきたのは、健康な患者さんをターゲットとするあらゆる領域を手掛けていこうということです。

例えば、口臭。口臭の原因の80％は口腔内のトラブルであり、歯周病がその最たるもの。口臭が気になる患者さんが来たら、まずはアンケートでその人の悩みをすくい上げ、測定器を使って口臭の度合いを可視化します。口臭というのは主観と客観が乖離している最たるものなので、こうして数値として提示するのは、非常に大切なことです。

そして、口臭の原因はほぼ歯周病にあるので、その改善策として、予防歯科によるメンテナンスをすすめることになります。口臭外来と予防歯科は、つながっているのです。

また、高齢社会に移行するなかで、近年はドライマウスを訴える人が増えてきており、私の医院にもよく来院します。若い人であれば、ドライマウスの原因は大概が精神的なものであり、自律神経の問題ですが、高齢者の場合、加齢による唾液腺の衰弱、糖尿病やシェーグレン症候群などの病気、高血圧等の薬の副作用による渇きなど、いろいろな原因があります。

そして口の渇きは、虫歯や歯周病を増幅させる要因となりますから、注意が必要です。やはりこちらも、予防歯科と密接な関係があります。

私は口臭学会とドライマウス研究会で、認定医をとっていますが、ほかにもいくつもの分野で認定を受けています。日本抗加齢医学会というアンチエイジングの分野では、全身の加齢と口腔内の関係性を勉強してきましたが、現在では糖尿病をはじめとした内科領域の疾患が、口腔内の状態と深いつながりがあると知られてきたこともあり、特に内科の先生たちと積極的に情報交換をしています。

現代において、口腔内のトラブルは、もはや歯科だけの話ではありません。歯科医師も、関連するさまざまな分野の勉強をしていかねば、最先端医療から置いていかれてしまう。そんな考えから、勉強を続けています。

このように、できるだけ幅広い分野の専門知識を学び、それに応じた「ニッチな外来」を展開するというのも、ブランディングとなります。「あそこに行けば、なんでも診てくれる」と患者さんから思ってもらうというのは、大規模化を進めるうえでも極めて大事なことです。そしてまた、口臭やドライマウスのように、そちらの門をくぐった患者さんが、結局は予防歯科の患者さんになってくれるという、相乗効果もありますから、一石二鳥です。

海外に目を向ければ、さらなる可能性が広がる

予防歯科の推進において、経営者としての最大のチャレンジといえるのは、地域において「市場を新たに生み出す」ことです。

地域を見回せば、予防歯科を受け付けている歯科医院はいくつもあるでしょう。しかしそれを経営の柱として、患者さんを集めている歯科医院は、ないと思います。その理由は、市場がほとんど存在しないためです。

患者教育を続け、新たにスタッフを育成し、広告なども使って周知させていく……。こうして、その地域に存在しなかった新たな市場を生み出すのは、ビジネスにおいて最も難しいといえますが、その分、成功の見返りも大きいものです。

まずは地域で「予防歯科といえば、〇〇医院」といわれるようになることで、予防歯科は軌道に乗っていきますが、そのブランドをつくるには、やはり自分で市場を開拓するというのが最も有効です。同様のライバルが存在しない分、うまく進めば圧倒的に勝っていくことができます。

私は幸いにも、地域において予防歯科のブランドを確立することができ、現在では商圏がどんどん広がっています。その先にあるステップとして目指しているのが、世界進出です。

世界に目を向けると、口腔リテラシーが低い国はまだまだ数多く存在しています。

そうした国では、予防の概念がないことで、虫歯や歯周病をはじめとした疾患を抱える人が多いのは、想像に難くないでしょう。

これはすなわち、予防歯科の膨大な市場が眠っているということでもあります。

今後は、新たな国の新たな地域で、予防歯科市場を開拓し、その国の健康維持と発展に貢献したい。私はそう考えています。

もちろん、そう簡単にはいきません。法律も、風習もまったく違う海外では、日本と同じモデルは通用せず、現地で試行錯誤しながら進んでいかねばなりません。しかしだからこそ、やりがいを感じます。

とはいえ私は、予防歯科を始めた当初から、「いつか世界へ」と考えていたわけではありません。当初は、地域に予防歯科を広めていくのに精一杯で、その先まで思いを馳せる余裕はまったくありませんでした。

そんな私の目が、世界に向いたのは、実はつい最近で、2年前のことです。

中国の歯科医師からかかってきた一本の電話が、すべての始まりでした。

中国で予防歯科の講演活動を実施

その歯科医師は、片言の日本語で、「予防歯科に興味がある。病院を見学させてくれないか」と言ってきました。

これまで自分がやってきた予防歯科に、はるか海外から問い合わせが入るというのは、うれしいものでしたし、ちょうどそのころ、私は長男に院長の座を譲ったばかりで、自由な時間が増えたこともあり、依頼を二つ返事でオーケーしました。

電話を切っても「わざわざ中国から、本当に来るのかな」と半信半疑でしたが、その先生は1カ月後、かみむら歯科にやって来ました。そして、案内を務める私に対し、予防歯科についていろいろと熱心に聞いてきました。

そしてその後も、先生のつながりで、毎月中国から、見学者がやって来ました。その数は、時には一度で10人を超えることもあり、どうやら私の知らぬ間に、中国の医療ツアーに私の医院が組み込まれてしまったようでした。

私が感動したのが、毎月やって来るどの先生も非常に熱心で、本気だったということとです。中国には、予防歯科に興味を持っている先生がこんなにいるというのは、驚きでした。

中国の歯科事情は、ほとんどの地域で、日本よりもはるかに後れています。虫歯の罹患率は98％と高いのに、治療率はわずか８％。高度成長期に差し掛かった時代の日本のような状況です。歯科医師の数も、多くはありません。日本においては、人口約１８００人に対して１軒程度の割合で歯科医院があるのに対し、中国では１万数千人に一人の割合であり、その数は圧倒的に不足しています。こうした背景から、中国では治療メインのビジネスモデルでも十分やっていけるため、歯科業界においても、予防という概念や技術がほとんど知られていません。

しかし、どの国にも先駆者となる人々はいるもので、将来的な予防の重要性にいち早く気づいた先生たちがおり、彼ら彼女らが「予防歯科についてゼロから教えてほしい」と、私のもとを訪れているのです。通って来る先生たちがみんな熱心なのは、「予防歯科がいずれ必ず必要になる、それが国を救うことになる」という理念があるからにほかなりません。

その思いに応えるべく、私も本腰を入れて、支援することにしました。

そこで、中国の先生とともに立ち上げたのが「一般社団法人日中友好予防歯科協会」です。そのプラットフォームのもとで、中国での講演活動や交流を行うようにしました。

ただし、中国における予防歯科の認知度は、今の日本よりもさらに圧倒的に低く、ほとんどの歯科医師がその技術を知らないほどです。草の根どころか、草一本さえもまだ生えていない……。そんな国で予防歯科を広げていくには、土を耕し、種を撒くところから始める必要があります。

まずは中国の歯科業界に、予防歯科という概念を周知させる。それが当面の、私の使命となっています。今では２００人を超える中国の歯科医師の先生と交流を持ち、日本と中国で講演活動を行っています。

ちなみにコロナ禍で日本がマスク不足になった際、中国の先生がたから何千枚ものマスクが医院に届き、おかげで業務に支障が出るようなことにはなりませんでした。先生がたとの国境を越えた友情を改めて感じ、胸が熱くなりました。

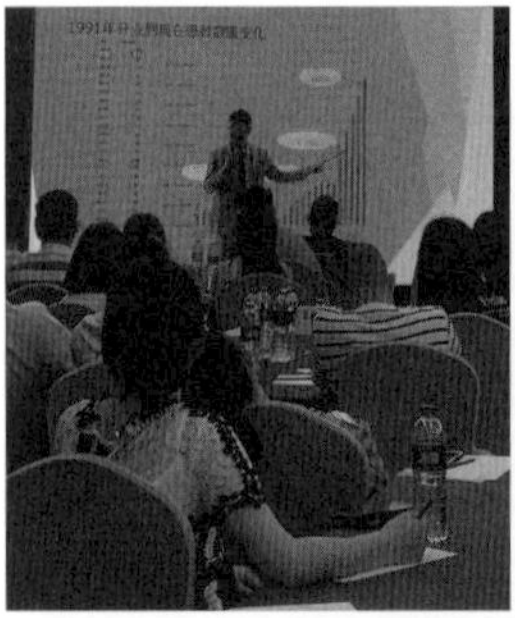

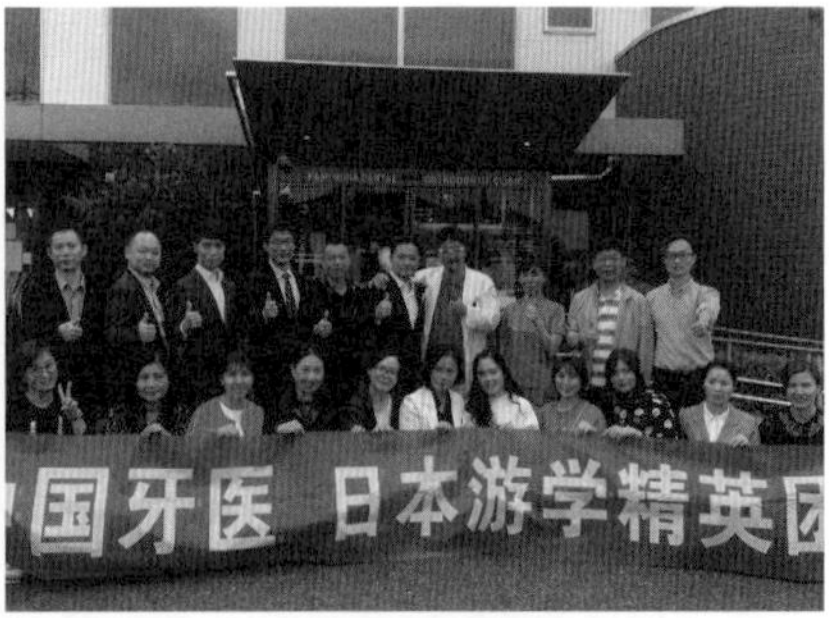

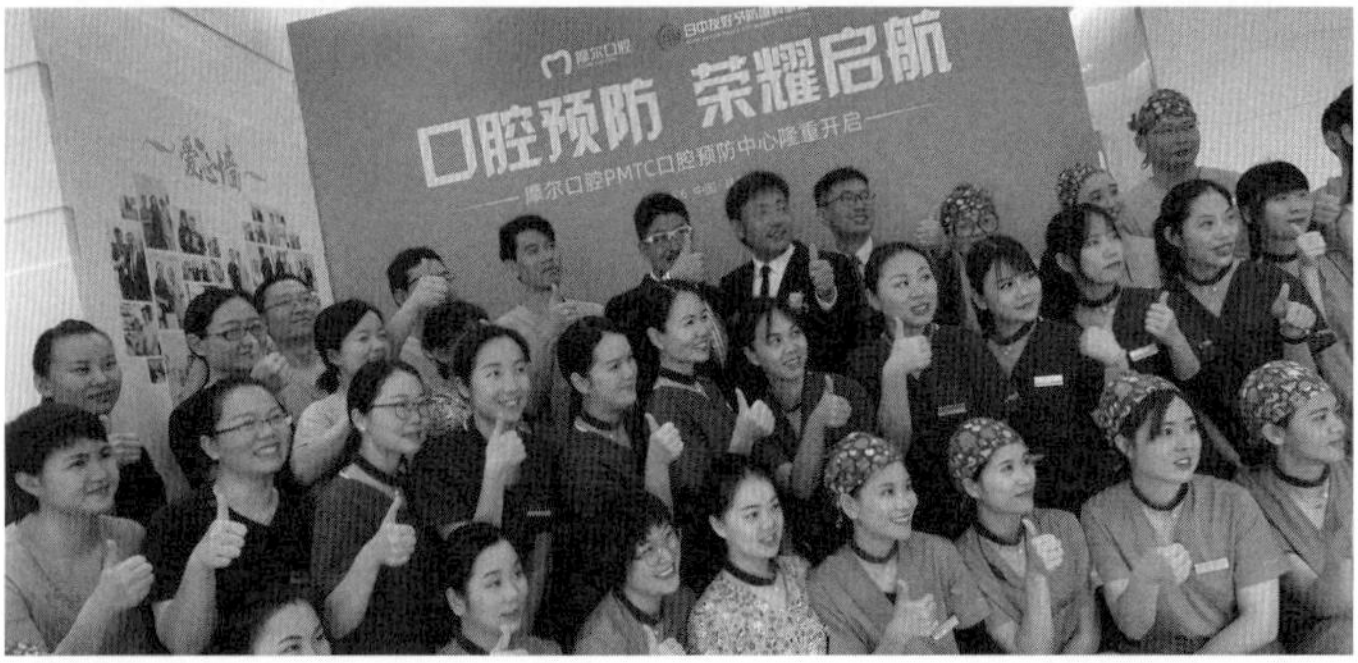

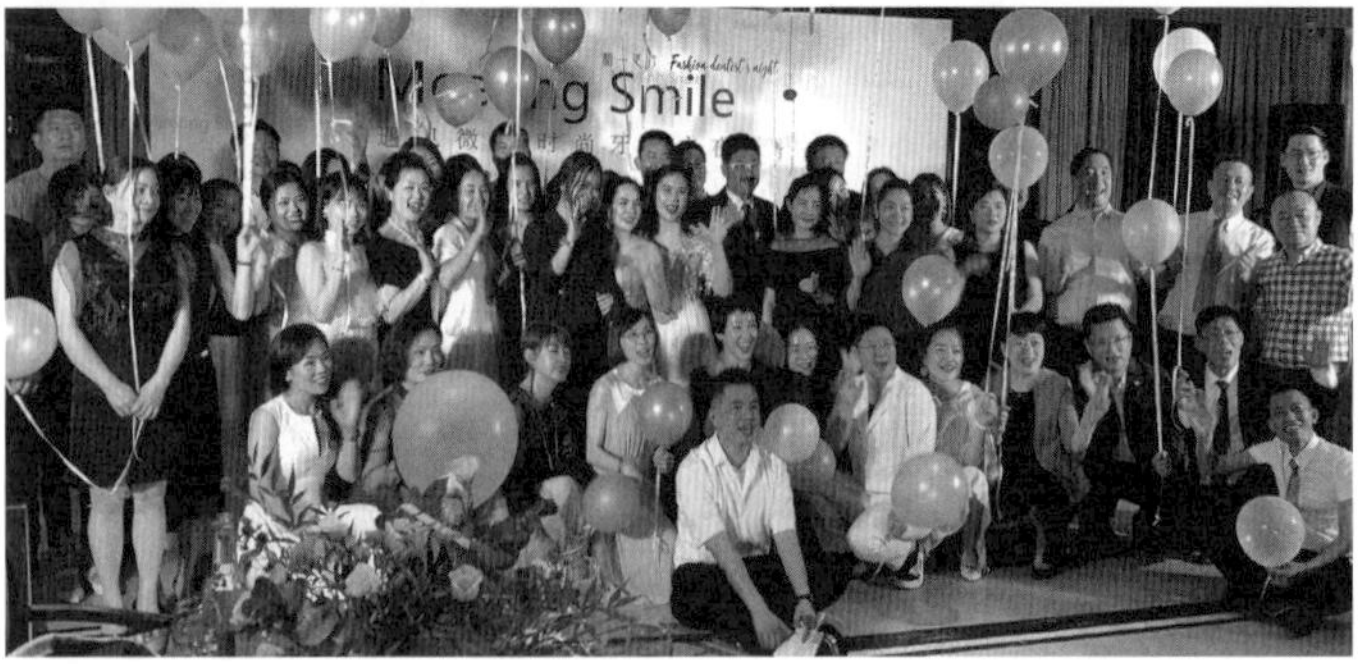

中国での講演や交流活動

膨大な可能性が眠る、中国という市場

現在私は、年に4〜5回ほど中国を訪れ、予防歯科の講演を行っています。私だけではなく、志を同じくする日本の歯科医療従事者もまた、同様に講演してくれており、心強い限りです。

そうした活動のなかで、中国でも少しずつ、予防歯科をやりたいという医院が出てきました。その珍しさからか、裏方の私まで、中国国営テレビのインタビューを受けました。

とはいえまだ、小さな一歩を踏み出したばかりです。これからも私は、土を耕し続け、予防歯科を広める活動を続けていきます。

経営という面からいっても、中国での予防歯科には、すばらしい将来性があります。今、中国の大都市に行けば体感できますが、例えば上海などは、まるでニューヨークのように近代化されており、中国の経済発展を象徴しています。

急速な経済発展の陰で、大気汚染をはじめとした環境問題や健康問題が深刻化していますが、過去にそれとまったく同じ道を、日本も通ってきたわけです。

中国でも、そうした課題にはすでにある程度、解決の道筋がつきつつあります。

衣食住が充足していけば、人々の意識は美や健康に向くというのが世の常です。そうなれば、予防歯科は間違いなく注目を集め、一気に広まっていくでしょう。

私の場合は、経営的な野心というよりも、社会貢献を目的として中国での予防歯科推進に携わっています。ただ、一人の経営者としての意見を述べるなら、今後、必ず機は熟し、巨大市場の目が予防歯科に向くタイミングがきますから、それまでにどれほど中国という国に入り込んでいるかが、勝負になると思います。


実際に、中国市場における予防歯科の可能性に、すでに注目している日本企業があります。とある大手コンサルティング会社の海外事業部から私に連絡があり、「ぜひ一緒にやらせてほしい」とオファーを受けました。

今後、こうした企業や取り組みは、増えていくかもしれません。もし中国市場に興味関心があるなら、今からしっかりとリサーチし、アプローチしておくべきでしょう。

インターネットがリアルタイムで世界をつなぎ、グローバルな時代になって久しく経ちます。日本企業の多くが世界市場へと打って出ているなかで、歯科医院もまた、海外展開を視野に入れてビジネスをする可能性を考えてもいいと私は思っています。そして、健康な人を対象とする予防歯科は、その大きな武器になってくれるはずですが、医療という特性上、海外展開の障壁は非常に多く存在します。

その最たるものは、保険制度です。これから予防歯科を展開するなら、すでに予防歯科が市民権を得ていてライバルも多い国よりも、潜在ニーズが望める国がいいでしょう。しかし、そうした国では予防歯科は当然、「保険制度外」であり、自費診療で通ってくる人などいませんから、どうやって収益化するか、悩ましいところです。そのほかに、医療免許や法律の違いなど、乗り越えねばならないさまざまな問題が立ちはだかってきます。

ただ、「どうせ無理だろう」と最初からあきらめていては、何も始まりません。

特に若い先生たちには、世界も視野に入れて、これまでの世代がしてこなかったような、新たな挑戦をしていってほしいと思っています。

社会貢献と収益化を両立しなければ先はない

これまで歯科医院に来る患者さんは「痛くなったから来た」という人が多くいました。しかし近年、少しずつ予防歯科が広まってきたこともあり、80歳でも20本以上の歯が残っているお年寄りが増えてきました。

このままいくと、そう遠くない日に、日本の平均寿命は90歳を超えるでしょう。長生きできるのは確かに喜ばしいのですが、早くから要介護状態になってしまっては、長寿の恩恵を活かせているとはいえません。

介護が必要な状態で過ごす日々を、どれだけ短くできるか。それが人生の幸せに大きく関わってきます。おいしく食事を食べ、健康で人間らしい生活を、最後まで続けられるというのは、紛れもなく幸せなことです。

私たち歯科医師が一丸となって、予防歯科を推進していったなら、日本の健康寿命は必ず延びます。それは、歯科および、歯科業界に係わる人々だからこそできる、社会貢献の形に違いありません。

第1章で、「経済のない道徳は、寝言にすぎない」と述べました。その一方で、「徳がない経済は成り立たない」というのもまた真実です。渋沢栄一の著作『論語と算盤』でも「ビジネスは金勘定だけではなく、徳がなければうまくいかない」と述べられていますが、結局はより多くの人の役に立ったり、幸せに貢献したりできないと、どこかで必ず行き詰まります。

短期的な視野で経営を見れば、「経済のない道徳は寝言にすぎない」けれど、長い目でとらえれば「徳がないビジネスは成り立たない」。それが私の結論であり、収益化も社会貢献も両立してしっかりやっていくしか、会社を成長させる方法はないと考えています。そしてその両輪をきちんと回しながら進んでいくというのが、経営者としての本質的な能力にほかなりません。

自らの理念が、すべてを変えていく

社会貢献を、もう少しミクロに見ていくと、結局は第2章で述べたように、目の前の患者さんの人生をより良くするということになります。そしてまた、患者さんだけでなく。一緒に働くスタッフも同時に幸せにしていかねばなりません。

売上優先になるほど、患者さんはお札、スタッフは道具としか思えなくなります。そうしたやり方は、患者さんからもスタッフからもすぐに見抜かれ、例えどれほど腕が良かったとしても、信頼されることはなく、誰もついてきてくれません。

そんな状況に陥らないためにも、重要なのは理念です。

まずは自分が、あらゆる判断を理念に基づいて行い、ぶれずに進んでいく。そしてまた、一緒に働く仲間たちにも、理念を共有する努力をする。そうして理念で組織が一枚岩になった時、その組織はどこにも負けない強さを持ちます。

京セラの創業者であり、稀代の経営者・稲盛和夫氏は、次のように述べています。


「それぞれの人の力の方向（ベクトル）がそろわなければ力は分散してしまい、会社全体としての力とはなりません。このことは、野球やサッカーなどの団体競技を見ればよく分かります。全員が勝利に向かって心を一つにしているチームと、各人が『個人タイトル』という目標にしか向いていないチームとでは、力の差は歴然としています。全員の力が同じ方向に結集した時、何倍もの力となって驚くような成果を生み出します。１＋１が５にも10にもなるのです。

私たちは、人の喜びを自分の喜びとして感じ、苦楽をともにできる家族のような信頼関係を大切にしてきました。この家族のような関係は、お互いに感謝しあうという気持ち、お互いを思いやるという気持ちとなって、これが信じあえる仲間をつくり、仕事をしていく基盤となりました。家族のような関係ですから、仲間が仕事で困っている時には、理屈抜きで助けあえますし、プライベートなことでも親身になって話しあえます。人の心をベースとした経営は、とりもなおさず家族のような関係を大切にする経営でもあるのです」

最高の組織を作り上げるため、経営者は、スタッフを家族と思って、大切にしなければなりません。心に寄り添い、楽しい時にはともに笑い、悲しんでいたら一緒に泣いてあげる。そんな経営者であれば、スタッフは必ずついてきますし、自院で末永く働いてくれます。

スタッフが、自分の仕事にやりがいを感じ、職場に誇りが持てるような環境づくりをするのも経営者としての重要な使命であり、理念はそのための基盤となるものです。

自らが迷ったり、行き詰まったりした際に立ち返り、本質的な目的を再認識するうえでも、理念は重要になります。そもそもなぜ、歯科医院を経営しているのか。今の仕事を、なんのためにやっているのか。その根幹がはっきりしていれば、きっとどんな時も、戸惑うことなく前に進んでいけます。

私の理念は、予防歯科を広めることで、社会に貢献することです。

ここまでで述べてきたとおり、予防歯科にはそれだけのポテンシャルが眠っています。

私と志を同じくする仲間が一人でも多く集まり、日本のために尽くしていけるよう、願ってやみません。

おわりに

本書を執筆している今、私が手掛ける新たな歯科医院の建設が、大詰めを迎えています。

新しい医院は、現在のかみむら歯科よりもさらにグレードアップしています。医療法人社団マハロ会のコンセプトであるハワイをテーマに、現地で買った建材を使ったり、現地の絵画や植物をちりばめたりして、できる限りハワイを感じることができる内装にしました。

建物は4階建てで、1階はすべて待合室で、患者さんに楽しんでもらえるよう、大きな水槽を置くなどオブジェにこだわっています。キッズスペースには特に力を入れ、シダの大木のオブジェを上がった先には大きな滑り台があって、それを降りればボールプールです。子どもたちは、2フロアの吹き抜けに設けられたつり橋を渡って診察室まで行きます。

3階には一般的な治療室や外科室、カウンセリングルームがあり、4階はフロア全体が予防歯科で、高級感のあるアートミュージアムのようなつくりになっています。

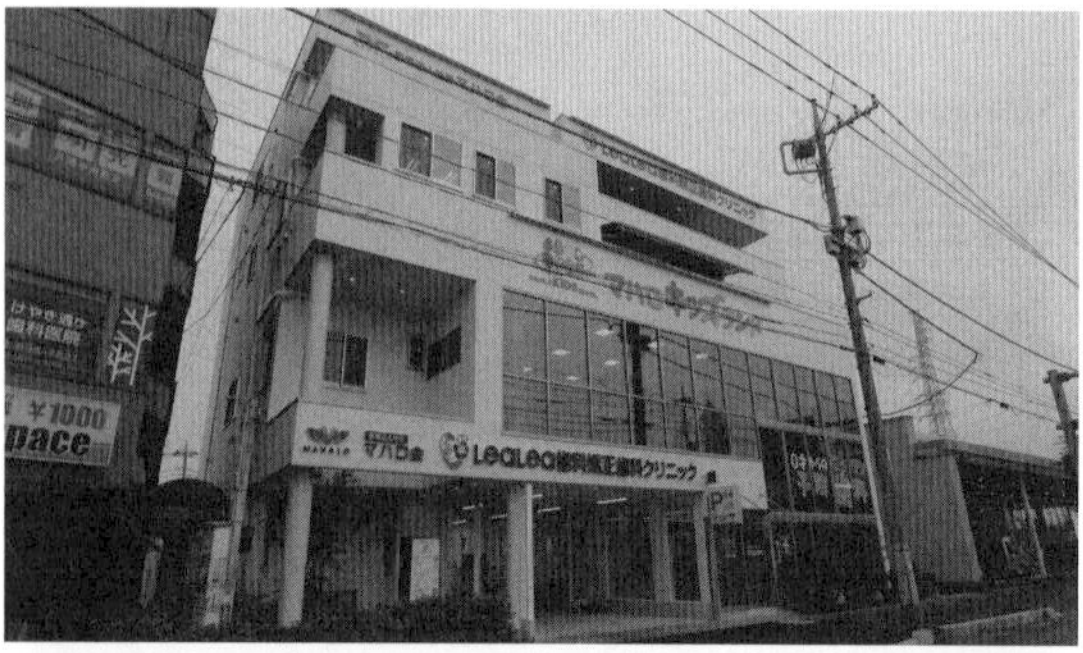

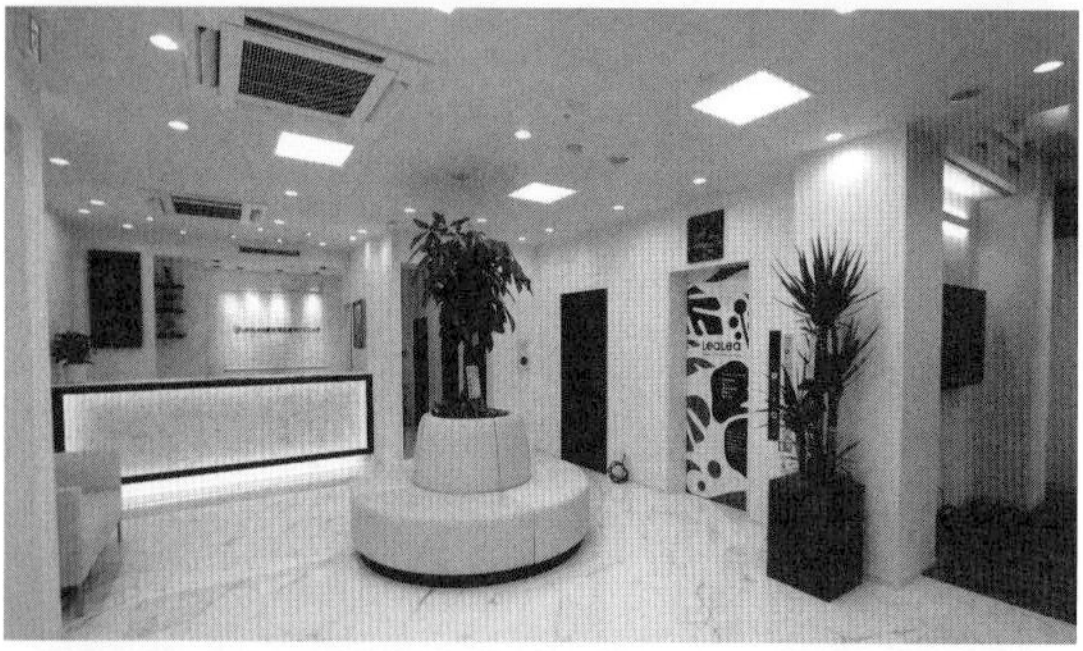

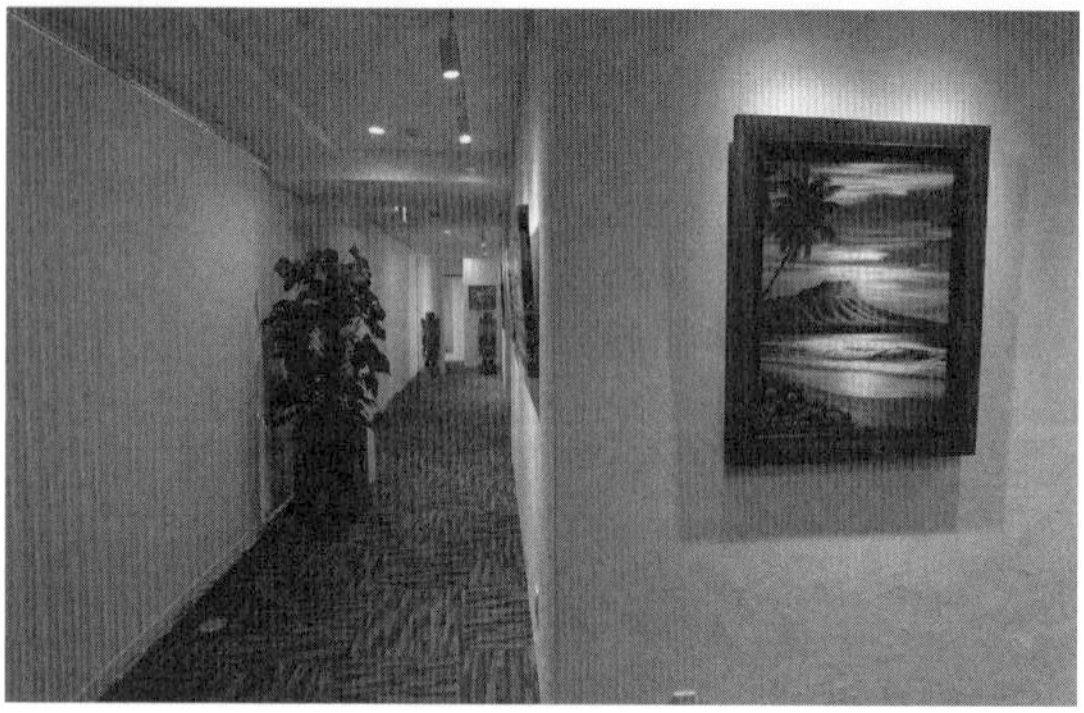

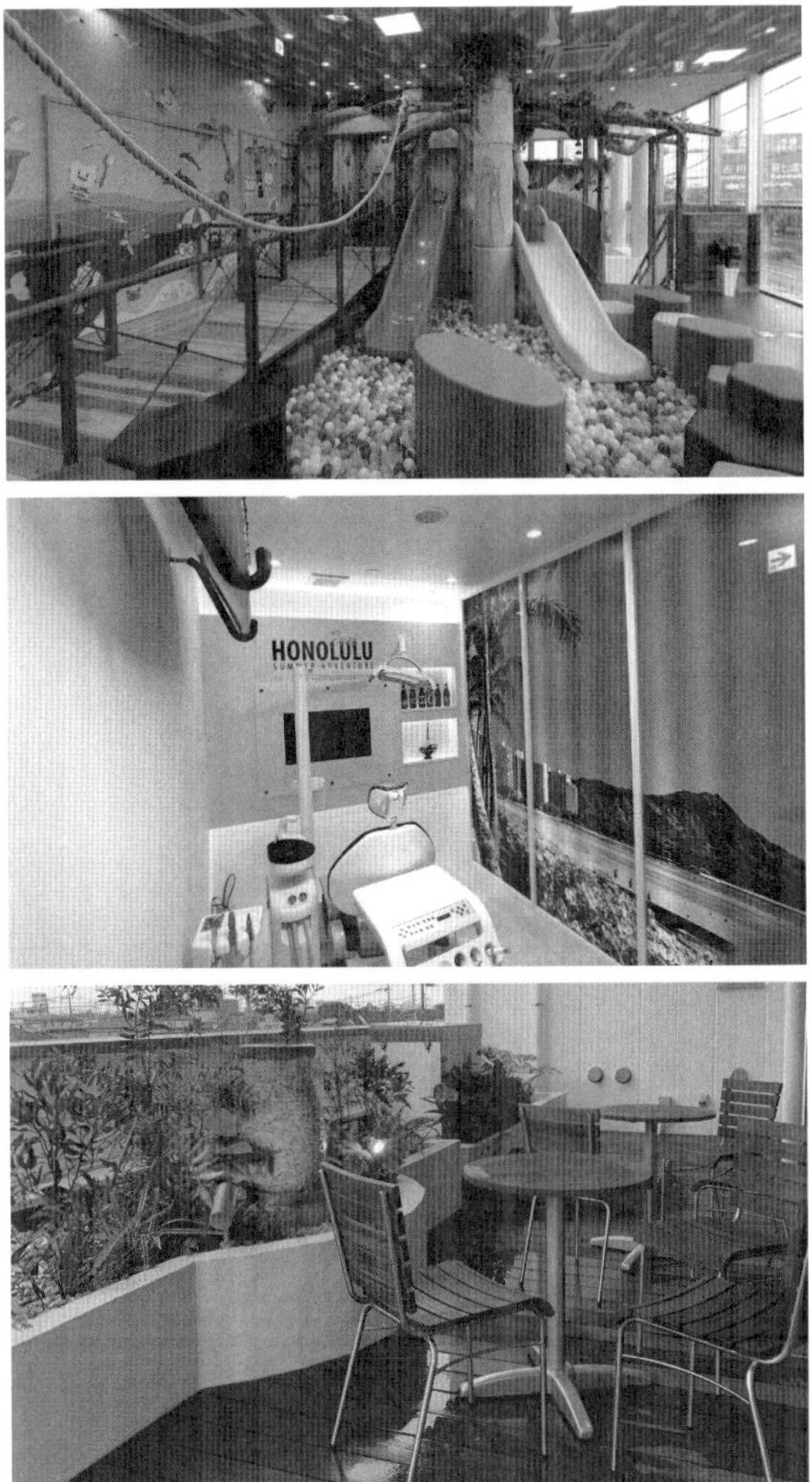

新医院「LeaLea歯科矯正歯科クリニック」の内装

本書で述べたとおり、私はすでに診療の第一線を退いています。年齢も還暦を迎えるこのタイミングで、大きな投資をして新たな医院を建てる必要は本来、ありません。しかしそれでも私が、このプロジェクトを進めてきたのは、自分ができる社会貢献は、予防歯科を広めることであるという理念があってこそです。

もちろん、経営者としての事業欲もあります。新たな施設に、どれほど患者さんがやって来てくれるのか。みんな喜んでくれるか。話題になるか……。考えるだけでわくわくします。

虫歯の減少などにより、個々の歯科医院の売上が減少している現在でも、相変わらず「歯科医師は職人、腕が良ければ患者は来る」と考えて、目の前の患者さんの治療だけに終始している歯科医師はたくさんいると感じます。

確かにそれも、一つの人生であり、それで経営が回っていくなら、すばらしいことです。しかし現実を見ると、ここまでで語ってきたように、今後は治療一本ではなかなかやっていけなくなるでしょう。

もし今、経営に行き詰まりを感じているなら、ぜひ一度、予防歯科に本気で取り組み、経営の柱に育てる努力をしてみてほしいと思います。そしてまた、経営者としての自分にもっと重きをおき、経営能力を磨いていってください。

そして、せっかく経営者という立場になったのですから、経営者としての人生を楽しみましょう。経営者にしか行けない道を歩み、経営者だからこそできるチャレンジをする。そんな人生もまた一興ではないでしょうか。

ピーター・ドラッカーの言葉に、次のようなものがあります。

「変化への抵抗の底にあるものは無知である。未知への不安である。しかし、変化は機会と見なすべきものである。変化を機会としてとらえた時、初めて不安は消える」

皆さんも、社会の変化を「一つの機会」と考えて、未知への不安を乗り越え、予防歯科の拡大にチャレンジしていってほしいと思います。

繰り返しになりますが、予防歯科で経営を立て直す最大のポイントは、患者教育により、今いる患者さんのモチベーションを変えることです。目の前の患者さんが予防に目覚め、行動が変われば、それで一つ、人の幸せに貢献できたことになります。

こんなにやりがいのある仕事は、ほかにない。私はそう思います。

新型コロナウイルス感染症によって世の中が不安定になり、いまだ先の見えない状況が続いていますが、こんな時こそ理念に立ち返り、自分ができることを、精一杯やっていきましょう。

本書が、予防歯科主体の経営に興味を持ち、実際に行動を起こす一つのきっかけとなったなら、著者冥利に尽きます。

2020年8月

上村英之